U0821574

# 北京协和医院护理技术操作指南

北京协和医院护理部

吴欣娟　郑建萍　主编
黄人健　　　　　主审

编　者：

吴欣娟　郑建萍　相　敏　段丽丽
郭　勤　刘绍金　高玉华　张红梅
张晓静　甘　泠　李　莉　宋书梅
马玉芬　赵玉芳　李艳梅　王俊清
阎亚东　孙　红　周　力

中国协和医科大学出版社

**图书在版编目（CIP）数据**

北京协和医院护理技术操作指南 / 北京协和医院护理部编．—北京：中国协和医科大学出版社，2007．1

ISBN 978 - 7 - 81072 - 842 - 3

Ⅰ．北…　Ⅱ．北…　Ⅲ．护理 - 技术　Ⅳ．R472

中国版本图书馆 CIP 数据核字（2006）第 133606 号

**北京协和医院护理技术操作指南**

**作　　者**：北京协和医院护理部
**责任编辑**：张忠丽　曹　煜

**出版发行**：中国协和医科大学出版社
（北京东单三条九号　邮编 100730　电话 65260378）
**网　　址**：www.pumcp.com
**经　　销**：新华书店总店北京发行所
**印　　刷**：北京佳艺恒彩印刷有限公司

**开　　本**：787×1092　1/32 开
**印　　张**：9.125
**字　　数**：180 千字
**版　　次**：2007 年 1 月第一版　2013 年 3 月第三次印刷
**定　　价**：16.50 元

ISBN 978 - 7 - 81072 - 842 - 3/R·835

# 序

随着医学科学的飞速发展以及人们对健康需求的不断增长，护理质量与护理安全已成为人们关注的焦点。护理技术操作不仅是护士在临床工作中必须熟练掌握和运用的基本技能，也是保证护理工作安全和护理质量的重要因素。

北京协和医院是一所有着悠久历史和优良传统的医院，医院以其“三基三严”的工作标准及严谨、求精的办院宗旨而享誉海内外。北京协和医院护理部在建院初期就制定了比较规范的护理技术操作规程，几十年来一代又一代的协和护理工作者，根据临床工作的需求变化，在实践中不断地对操作规程进行补充、修订及完善，使其在指导临床护士工作及对护士学生的教学中起到了重要作用。然而，医学技术的飞速发展及医疗用品的不断更新，给护理工作提出了新的挑战和要求。为适应时代需要，保证护理技术操作的科学性、规范性及安全性，北京协和医院护理部在继承老协和传统的基础上，主动思考、不断创新，组织编写了《北京协和医院护理技术操作指南》一书。

该书内容涉及临床各项护理技术操作、相关理论知识问答及护理技术操作常见并发症的预防和处理。特别是对每一项技术操作的重要步骤都列出了理论依据及重点说明，并密切结合临床，有很强的实用性及可操作性，是临床护理人员及护士学生不可或缺的护理技术指导范本。

希望广大护理工作者不断地加强交流与沟通，在工作中勤于思考、勇于创新，共同为护理事业的发展贡献力量。

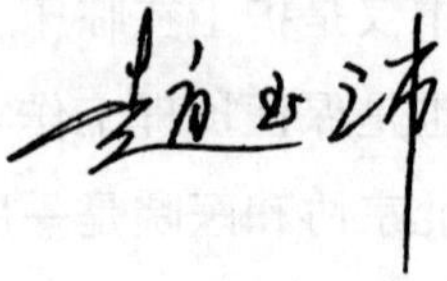

二〇〇六年十月

# 前 言

北京协和医院护理工作在多年的临床实践中，始终坚持“三基三严”的工作标准，以规范的技术操作、严格的规章制度和严谨的治学态度而闻名全国，吸引了众多护理同仁前来学习。近年来，为适应护理学科的发展，满足现代护理学的临床需求，护理部在汇集多年工作经验的基础上，不断发展、锐意创新，对临床护理技术操作规程不断进行补充和修订。2005 年，按照卫生部医院管理年的要求，为提高护理人员的技术水平和工作效率，保证护士技术操作的规范性及安全性，防止护理差错、事故的发生，又在操作安全方面进行了修订和完善。修订后的护理技术操作规程，以其科学性、实用性、方便性深受临床护士及广大护士学生、进修护士的喜爱，为满足更多护理同仁的需求，我们编写了这本《北京协和医院护理技术操作指南》。

本书以基础护理技术操作为重点，详细阐述了各项护理技术操作程序及操作中的注意事项；提出了各项护理技术操作相关理论问题，并给予了简明扼要的回答；对一些基础护理技术操作易引发的护理并发症，从发生原因、临床表现及预防处理等几个方面进行了较为详细的阐述。此书对指导和规范临床护士技术操作将发挥重要作用。

《北京协和医院护理技术操作指南》的编写得到了院领导及全院护理人员的大力支持和帮助，在此表示衷心的感谢！

由于编者水平有限，且时间仓促，难免存在疏漏，尚有未尽善之感，望广大护理同仁批评指正，以便在今后的护理实践中，进一步总结经验，更加完善我们的工作。

编　者

二〇〇六年十月

# 目　录

## 第一部分　护理技术操作程序及相关理论问答

## 第二部分 临床护理技术操作常见并发症

# 第 一 部 分

# 护理技术操作程序
# 及相关理论问答

# 第一章 铺 床 法

## Bed Making

### 一、铺床技术

1．备用床

● 目的

保证病室环境整洁、美观、舒适、安全，准备接收新患者。

● 用物

护理车上备有：床褥、大单或床罩、被套、棉胎、枕套、枕芯等。

● 程序

| 步 骤 | 重点说明 |
|---|---|
| 1．洗手。 | |
| 2．备齐物品，检查有无破损，按使用顺序放置。 | • 由上而下排列：床褥、大单或床罩、被套、棉胎、枕套、枕芯。 |
| 3．携用物到患者床旁。 | |
| 4．移开床旁桌，离床约 20cm；移椅子至床尾，离床约 15cm。 | • 禁忌拖拉，以减少噪音。 |
| 5．将床褥齐床头平铺在床垫上，再将其他用物放于护理车上。 | • 床褥要抻平，避免患者不适。 |
| 6．铺大单方法： | • 铺床罩参考大单法。 |
| (1) 将大单正面向上，中缝与床中线对齐。铺床单按床头、床尾、中间的顺序进行。 | |

续　表

| 步　骤 | 重点说明 |
| --- | --- |
| (2) 一手将床头的床垫托起，一手伸过床头中线将大单塞入床垫下，折床角。<br>(3) 至床尾拉紧大单，一手托起床垫，一手握住大单，同法铺好床角。 | • 直角或斜角均可。 |
| (4) 将床头、床尾间垂下的大单紧塞在床垫下。<br>(5) 从床尾转至对侧，将大单如步骤 (2) ~ (4) 铺好。<br>7. 套被套方法：<br>(1) 被套正面向外中线对齐平铺于床上，开口端的被套上层翻转向上约1/3。<br>(2) 将“s”折叠的棉胎放入被套开口内，底边同被套开口齐。<br>(3) 棉胎上边齐被套封口处，再将棉胎两边打开与被套平齐（先近侧后对侧），对好两上角。<br>(4) 棉被上沿与床头平齐，拉平棉被，系带打结。 | • 大单需铺得平整、紧固。 |
| (5) 棉被两边向内折叠和床沿平齐，尾端向内折叠和床尾齐。<br>8. 铺罩单方法：<br>(1) 正面向上中线正，上端与床头齐、向外反折约20厘米。<br>(2) 床尾拉紧塞入棉被下成斜角垂于床边。 | • 床尾反折处不可过紧，以使患者足部有活动的空间。 |

续 表

| 步 骤 | 重点说明 |
|---|---|
| (3) 转至对侧同法折叠另一侧罩单。 | |
| 9. 套枕套方法: | |
| (1) 回至床旁桌侧，拍平枕芯，将枕套套于枕芯外，开口背门，平放于床头棉被上。 | |
| (2) 将反折的罩单平盖于枕上。 | • 须使枕头四角充实，开口背门。 |
| 10. 将床旁桌、椅归位。 | |
| 11. 检查呼叫系统。 | • 床两侧罩单不塞入床垫下。 |
| 12. 洗手。 | |

2. 暂空床

● 目的

维持病室整洁，为即将入院或暂离床活动的患者使用。

● 用物

同备用床，必要时备橡皮中单及布中单或一次性中单。

● 程序

| 步　　骤 | 重点说明 |
|---|---|
| **由备用床改为暂空床** | |
| 1．洗手。 | |
| 2．撤去罩单，将棉被扇形折叠到床尾。 | |
| 3．视患者需要取橡皮中单铺于大单上，对准中线拉平。 | • 橡皮中单不易散热，且易使皮肤起皱褶，故视需要使用。 |
| 4．将布中单铺于橡皮中单上，对准中线。 | |
| 5．将橡皮中单及布中单垂下的侧边，一齐塞于垫下。 | • 橡皮中单必须完全被布中单盖住，以免接触患者皮肤，增加不适。 |
| **直接铺暂空床** | |
| 1．准备工作及铺单法与备用床 1～7 步骤同。 | |
| 2．若需铺中单，与备用床改为暂空床 3～5 步骤同。 | |
| 3．将被头扇形折叠至床尾。 | |
| 4．拍平枕芯，套枕套后平放于床头。 | |
| 5．将床旁桌、椅归位。 | • 需使枕头四角充实开口背门。 |
| 6．检查呼叫系统。 | |
| 7．洗手。 | |

3．麻醉床

● 目的

接受麻醉后尚未清醒的患者，保持被褥不被污染，使患者安全、舒适。

● 用物

同备用床，另加橡皮中单、布中单各 2 条。血压计、听诊器、吸氧面罩、吸痰导管。治疗盘内备弯盘，纱布数块。无菌方盒内备开口器、压舌板、舌钳、牙垫、通气导管。天冷时备热水袋及布套。没有中心供氧、吸引设备时，备氧气筒、吸痰器等。

● 程序

| 步骤 | 重点说明 |
|---|---|
| 1．洗手。<br>2．将用物备妥，推车至患者单位。<br>3．依备用床铺法铺妥大单。<br>4．距床头 40cm 处铺橡皮中单，对准中线打开铺平，垂下余端塞入垫下。 | |
| 5．取布中单完全覆盖于橡皮中单上，将下垂部分全塞入垫下。 | • 避免患者接触到橡皮中单，产生不舒适感。 |
| 6．取另一橡皮中单，使其上缘与褥头齐，下垂部分塞于垫下。<br>7．布中单铺法同上。<br>8．绕至床对侧铺好橡皮中单及布中单。 | • 防止患者因手术后呕吐或分泌而弄脏床褥。 |
| 9．按备用床法套好被套，上端距床头 10cm。两侧边缘及被尾均向内折，齐床垫，再将盖被纵向三折叠于一侧床边，开口向门。 | • 有利于患者返回病床。 |
| 10．套好枕套，将枕头横立于床头，开口背门。<br>11．还原床旁桌，椅子放于对侧床尾。<br>12．将麻醉护理盘放于床旁桌上，输液架放床尾，氧气、吸引器置于妥善处。<br>13．洗手。 | • 防止患者躁动时撞伤头部。 |

4．卧床患者更换床单法

● 目的

(1) 保持患者床单位的清洁、整齐。

(2) 使患者感觉舒适。

(3) 观察患者病情。

(4) 预防褥疮等并发症的发生。

● 用物

清洁大单（床罩）、被套、枕套、中单。必要时携带便盆、污物袋。

● 程序

| 步　　骤 | 重点说明 |
|---|---|
| **准备** | |
| 1. 洗手。 | |
| 2. 备齐用物推车至患者床旁。 | • 床单按使用顺序放置。 |
| 3. 向患者解释操作的目的和配合方法，并询问是否需用便器。 | • 取得患者的配合。 |
| 4. 调节室温关好门窗。 | • 避免患者受凉。 |
| 5. 移开床旁桌距床 20cm，移开椅子，护理车放于床尾正中。 | |
| 6. 放下床挡，一手托住患者头部，一手将枕头拉向己侧。 | |
| 7. 护理人员协助患者将近侧上肢屈曲移至枕头上，对侧上肢移至患者腹部。 | |
| 8. 协助患者将对侧下肢屈曲置于近侧下肢旁。 | |
| 9. 护理人员一手扶患者对侧肩膀、一手扶患者对侧臀部，协助患者翻向护理人员。 | • 避免强拉强拽，造成患者不适或皮肤损伤。 |
| 10. 拉上床档。 | • 防止患者坠床。 |
| **更换大单及中单** | |
| 1. 护理人员绕到对侧，从床头至床尾松开近侧床单及中单。 | • 盖被需拉向对侧，避免暴露患者背部。 |

续 表

| 步 骤 | 重点说明 |
|---|---|
| 2. 卷中单于患者身下。 | |
| 3. 再将大单污面向内翻卷塞于患者身下，扫净床褥。 | |
| 4. 铺清洁大单。将对侧一半大单塞入患者身下，按铺床法铺好近侧大单。 | |
| 5. 将橡胶中单及布中单或一次性中单，卷对侧于患者身下，铺好近侧。 | |
| 6. 助患者平卧，移枕于患者头下，再协助患者侧卧于已铺好清洁床单上。 | • 患者侧卧时，注意观察其皮肤状况。 |
| 7. 护理人员绕回原侧，将各层污单一起拉出，置于护理车下层。 | • 不可抖动污单。 |
| 8. 从床头至床尾扫净床褥。 | |
| 9. 同法铺好各层床单。 | |
| 10. 协助患者平卧。 | |
| **更换被套** | |
| 1. 打开被套尾端开口，将污被套取下置于护理车下层。 | • 操作中注意保温，避免患者受凉。 |
| 2. 将干净被套套于棉胎上拉平。 | |
| 3. 内折棉被两侧齐床沿，将尾部折入床垫下。 | |
| **更换枕套** | |
| 1. 护理人员一手托住患者头部，一手将枕头拉出。 | |
| 2. 更换枕套，将枕头拍松整理平整。 | |
| 3. 将枕头放在患者头旁。 | |
| 4. 护理人员一手托住患者头部，一手将枕头置于患者头下。 | • 枕套开口背向门口。 |

续　表

| 步　　骤 | 重点说明 |
|---|---|
| 5. 移回床旁桌椅，根据病情协助患者取舒适卧位。<br>6. 整理床单位，开窗通风。<br><br>7. 清理用物，洗手。 | • 注意患者安全，防止坠床，必要时拉上床挡。<br>**注意事项**<br>• 更换污单过程中，要注意观察病情，保持与患者交流，如有不适及时处理，必要时暂停更换。 |

## 二、铺床技术相关理论问答

1. 铺备用床的目的是什么？

答：保持病室整洁，准备接受新患者。

2. 铺备用床的注意事项有哪些？

答：①患者进餐、治疗时暂停铺床；②操作中注意节力原则；③床单应铺平、紧，操作完毕应整理床单位及周围环境，保持病室整齐。

3. 患者床单位包括哪些？

答：患者床单位：床、床垫、床褥、枕芯、棉被或毛毯、大单、被套、枕套，床旁桌、椅子、信号灯、暖瓶等。

4. 铺床时的节力原则有哪些？

答：①准备用物要齐全并按使用顺序摆放；②铺床前护士应先将床面升起，（指升降床），以免腰部过度弯曲；③铺床时身体尽量靠近床边，上身保持直立，双腿分开稍屈膝与肩同宽降低重心使身体稳定，以适应不同方向的操作；④铺床过程中操作连续，动作协调，避免不必要的动作，节省体力。

5. 铺备用床前评估哪些内容？

答：①首先检查病床是否完好、舒适，有无安全隐患，床单、被褥是否完好、清洁、干燥，符合舒适要求；②检查床旁设施性能是否完好；③观察操作环境是否影响其他患者的治疗、休息、进餐，如有应暂缓操作时间，或向患者做好解释工作；④在操作中减少动作幅度，以减少灰尘及对其他患者造成不良影响。

6. 铺麻醉床的目的是什么？

答：①接受和护理麻醉手术后患者；②使患者安全、舒适及预防并发症；③防止被褥被血液、引流液或呕吐物污染。

7. 麻醉床旁应准备哪些物品？

答：除备用床用物外，应另备橡胶中单、别针、弯盘、纱布、血压计、听诊器、棉签、手电、护理记录单、麻醉护理盘、引流瓶或引流袋，天冷时备热水袋、毛毯等。

麻醉护理盘内用物有：开口器、压舌板、舌钳、牙垫、通气导管、鼻导管、吸痰管及纱布数块。

8. 铺麻醉床前需要评估哪些内容？

答：①操作前了解患者病情、手术部位、手术名称、麻醉方式等，以便准备用物；②检查病床及床旁设施性能是否完好；③对周围环境如病室温度、湿度进行评估，并向同室患者做好解释工作。

9. 为卧床患者更换床单的目的是什么？

答：使患者舒适，预防褥疮；床单位整洁，保持病室清洁美观。

10．为卧床患者更换床单时如何保护患者？

答：①更换床单前关好门窗，操作时动作轻柔敏捷，注意保暖，勿使患者受凉；②为危重患者更换床单时应由左、右两人共同完成，操作中不应过多翻动，暴露患者；③更换床单时，患者不能侧卧时应将床单自床头向床尾更换，操作过程中保护患者，防止坠床；④更换被套时，先用脏被套遮盖患者，再将干净被套铺平，将棉被胎套入，最后撤出脏被套；⑤操作过程中注意观察患者病情变化，确保患者安全。

11．患者身上多处留置导管，在更换床单时应注意什么？

答：更换床单前先检查引流管是否通畅，有无脱出；将各导管、引流管放松安置妥当后再为患者翻身，翻身后要检查各导管、引流管有无受压、扭曲、脱落等，更换床单后为患者摆好舒适体位，再固定导管、引流管于适当位置。

# 第二章　评　估

## Assessment

### 一、生命体征评估

#### 1. 体温测量法

● 目的

（1）了解患者体温情况，判断有无异常。

（2）动态监测体温变化，分析热型及伴随症状。

（3）为诊断、预防、治疗及采取护理措施提供依据。

● 用物

治疗盘内装有已消毒的体温计、消毒纱布、有秒针的表、记录单，测肛温时备润滑油、棉签、卫生纸。

● 程序

| 步　　骤 | 重点说明 |
|---|---|
| 1. 洗手，检查体温计是否完好。 | • 若测体温前 15 ~ 30 分钟进食过冷、过热食物或进行运动，应休息 30 分钟后再测。<br>• 水银柱甩至 35℃以下。 |
| 2. 备齐用物携至床旁，向患者解释，取得合作。 | |
| 3. 协助患者采用舒适姿势。 | |
| 4. 根据患者的病情、年龄选择测量方法。 | |
| （1）测腋温 | • 极度消瘦的患者不宜测腋温。 |
| 1）擦干腋下汗液。 | |

续 表

| 步　　骤 | 重点说明 |
| --- | --- |
| 2）将体温计置于患者腋下并贴紧皮肤，避免脱落。 | |
| 3）10分钟后取出。 | |
| （2）测口温 | • 婴幼儿、精神异常、昏迷、不合作、口鼻手术或呼吸困难患者不宜测口腔温度。 |
| 1）将水银端斜放于患者舌下，嘱患者闭口用鼻呼吸，勿用牙咬体温计。 | • 如不慎咬破温度计，应立即清除口腔内玻璃碎片，再口服蛋清或牛奶延缓汞的吸收。若病情允许，服富含纤维食物以促进汞的排泄。 |
| 2）3分钟后取出。 | |
| （3）测肛温 | • 腹泻、直肠或肛门手术、心肌梗死及某些心脏疾病患者不可测肛温。 |
| 1）肛表前端涂凡士林润滑剂。 | |
| 2）患者取侧卧屈膝位或仰卧位，露出肛门，将肛温计的水银端轻轻插入肛门3~4cm，并用手轻轻提着体温计的另一端。 | |
| 3）3分钟后取出，为患者清洁肛周。 | |
| 4）用消毒纱布擦拭体温计。 | |
| 5．读取度数，记录。 | |
| 6．整理用物，消毒体温计。 | |
| 7．洗手，将患者体温绘制于体温单上。 | **注意事项**<br>• 婴幼儿、意识不清或不合作的患者测温时，护理人员应守候在患者身旁，以免发生意外。 |

2．脉搏测量法

● 目的

（1）了解患者脉搏情况，判断有无异常。

（2）动态监测脉搏变化，间接了解心脏状况。

（3）为诊断、预防、治疗及采取处置措施等提供依据。

● 用物

有秒针的表、记录单，必要时备听诊器。

● 程序

| 步　骤 | 重点说明 |
| --- | --- |
| 1．洗手。 | • 患者如有紧张、恐惧、哭闹等情绪，需稳定后测量。剧烈运动后休息15～30分钟再测量。 |
| 2．向患者做好解释，取得配合。 | |
| 3．协助患者采取舒适姿势，手臂轻松置于床上或桌面。 | |
| 4．护士以食指、中指、无名指的指端按压桡动脉，力度适中，以能感觉到脉搏搏动为宜。 | • 颞动脉、颈动脉、股动脉等均可测。<br>• 不可用拇指诊脉。 |
| 5．一般计测30秒，再乘以2。 | • 若脉搏跳动不规则，应测1分钟。 |
| 6．如发现患者脉搏异常，应请其他护士核实。 | |
| 7．记录结果。 | |
| 8．洗手，将所测数值绘制于体温单上。 | **注意事项**<br>• 测量脉搏短绌：由两名护士同时测量，一人听心率，一人测脉率，由听心率的护士发出口令同时开始测量，时间为1分钟。记录形式为“心率/脉率”。<br>• 偏瘫患者应选择健侧肢体测量。 |

3．呼吸测量法

● 目的

（1）了解患者呼吸状况，判断有无异常。

（2）记录呼吸频率。

（3）动态观察呼吸变化，判断患者呼吸功能情况。

（4）为诊断、治疗及采取处置措施提供依据。

● 用物

有秒针的表、记录本、笔，必要时准备少量棉花。

● 程序

| 步 骤 | 重点说明 |
|---|---|
| 1．护士保持把脉姿势。<br>2．观察患者胸腹，一起一伏为一次呼吸，测量 30 秒再乘以 2。 | • 注意患者呼吸的深浅、节律、形态及有无声音、特殊气味等，若呼吸不规律应测 1 分钟。<br>• 呼吸微弱患者，用少量棉花置其鼻孔前，观察棉花被吹动的次数。<br>• 观察过程不要让患者察觉，以免影响测量结果。 |
| 3．记录患者呼吸频率并绘制在体温单上。 | |

4．血压测量法

● 目的

（1）测量患者血压，判断有无异常。

（2）动态监测血压变化，间接了解循环系统的功能状况。

（3）为诊断、治疗及采取处置措施提供依据。

● 用物

血压计、听诊器、记录本、笔。

● 程序

| 步 骤 | 重点说明 |
|---|---|
| 1. 洗手。 | • 测血压前患者应先休息5~10分钟，运动后须休息半小时，以消除劳累或紧张因素对血压的影响。 |
| 2. 检查血压计，备齐用物至患者床旁。核对患者并做好解释，取得配合。 | |
| 3. 协助患者采取坐位或卧位，保持血压计零点、肱动脉与心脏同一水平。 | |
| 4. 打开血压计开关，驱尽袖带内空气，平整地缠于患者上臂中部。 | • 松紧以能放入一指为宜，下缘距肘窝2~3cm。 |
| 5. 保持视线与血压计刻度平行。 | |
| 6. 戴上听诊器，将其膜面置于患者肱动脉波动处，并固定。 | • 如需测量下肢血压，应选择腘动脉。偏瘫患者应取健侧测量。 |
| 7. 向袖带内打气至肱动脉搏动音消失再升高20~30mmHg，然后慢慢放气。 | • 充气不可过猛、过高，防止水银外溢。同时放气不可过快，水银柱下降速度每秒2~4mmHg为宜。 |
| 8. 当听到第一波动声时，汞柱所指示的刻度为收缩压（mmHg）。 | |
| 9. 继续放气，当搏动声突然变弱或消失，汞柱所指示的刻度为舒张压（mmHg）。 | |
| 10. 测量完毕，解开袖带，排尽余气，关闭血压计。 | • 如需要，隔2分钟后可重复一次上述4~10步骤。 |

续 表

| 步 骤 | 重点说明 |
|---|---|
| 11. 协助患者取舒适卧位。<br>12. 整理用物，洗手。<br><br>13. 记录血压数值。 | • 若血管状态正常，则两次血压相差数值应在 5mmHg 以内。<br>**注意事项**<br>• 长期观察者，做到四定（定时间、定部位、定体位、定血压计）。 |

5. 患者意识状态评估

● 目的

（1）了解患者意识状态，协助诊断。

（2）评估患者生命功能及瞳孔等变化，为实施治疗措施提供依据。

● 用物

患者意识评估表（Glasgow Coma Scale，GCS）、血压计、听诊器、手电、瞳孔尺、笔等。

● 程序

| 步 骤 | 重点说明 |
|---|---|
| 1. 洗手。<br>2. 携带用物至患者床旁，向患者或家属做好解释，取得合作。<br>3. 用 GCS 评估表，对患者逐项进行评估。<br>4. 测量患者的血压及 TPR。 | • 见 Glasgow 昏迷评分表（GCS）。 |

续　表

| 步　　骤 | 重点说明 |
| --- | --- |
| 5. 测量患者的瞳孔反应。 | • 记录方式：反应良好、反应欠佳、眼睛紧闭、对光无反应。 |
| 6. 测量患者的瞳孔大小<br>(1) 在正常光线下，使患者正视前方，利用瞳孔尺观察瞳孔大小。<br>(2) 注意两侧瞳孔是否等大、等圆、对称。<br>(3) 注意瞳孔边缘是否规则、位置是否在正中线。 | • 一般直径大小为 2~5mm。<br>• 若患者无法睁眼时，可用拇指及示指拨开上、下眼睑。 |
| 7. 评估患者肢体活动度<br>(1) 上肢反应程度：<br>正常有力<br>轻微无力<br>严重无力<br>痉挛性屈曲<br>伸张<br>无反应<br>(2) 下肢反应程度：<br>正常有力<br>轻微无力<br>严重无力<br>伸张<br>无反应 | |
| 8. 整理床单位，协助患者取舒适卧位。 | |
| 9. 清理用物，洗手。 | |
| 10. 记录评估结果。 | • GCS 满分为 15 分。评分越高，表示病情越轻；最重为 3 分。<br>• GCS 适用于镇静状态下患者。 |

附：Glasgow 昏迷评分表

| | 反应状况 | 评 分 |
|---|---|---|
| 睁眼反应 | 自动睁眼 | 4 分 |
| | 呼叫姓名 | 3 分 |
| | 疼痛刺激 | 2 分 |
| | 无法睁眼 | 1 分 |
| 最佳语言反应 | 定向感正确（包括人、时、地） | 5 分 |
| | 定向感混乱 | 4 分 |
| | 答非所问 | 3 分 |
| | 发出语音不明的呻吟 | 2 分 |
| | 无法说话 | 1 分 |
| 最佳运动反应 | 服从简单命令 | 6 分 |
| | 将疼痛性刺激定位 | 5 分 |
| | 屈曲回缩 | 4 分 |
| | 异常屈曲 | 3 分 |
| | 异常伸张 | 2 分 |
| | 无运动反应 | 1 分 |

## 二、危险因素评估

1．皮肤压力伤危险因素评估

● 目的

（1）观察、掌握患者皮肤情况，为制定皮肤压伤预防措施提供依据。

（2）根据评估结果，为患者提供相关健康指导。

● 用物

压力伤危险性评估表、体温计、手电、笔等。

● 程序

| 步　　骤 | 重点说明 |
| --- | --- |
| 1. 携用物到患者床旁，评估患者。 | • 是否为意识不清、瘫痪、癌症晚期、长期卧床、营养不良等及高龄患者。 |
| 2. 观察患者神志，根据其神志清醒程度，确定危险性程度。 | • 神志是清醒、嗜睡、混乱或昏迷状态。 |
| 3. 评价患者控制大小便的能力。 | • 确认是否存在大、小便失禁。 |
| 4. 评价患者自主活动程度。 | • 是否属于医疗需要制动。 |
| 5. 了解患者皮肤对温、痛等刺激的感觉。 | |
| 6. 观察患者微循环是否良好。 | • 通过皮温、皮肤颜色及微血管充盈程度。 |
| 7. 观察患者皮肤是否完好、弹性及营养状况是否良好。 | |
| 8. 通过体重评价、鉴别患者是否处于肥胖或消瘦状态。 | • 标准体重 = 身高（cm）－105（±10%均为标准体重，单位 kg） |
| 9. 观察体温变化。 | • 保持患者被褥干燥、清洁。 |
| 10. 了解患者是否使用镇静剂或类固醇制剂。 | |
| 11. 根据评价结果制定护理计划及防范措施。 | **防范措施：**<br>• 协助患者经常更换体位，避免局部长期受压。<br>• 保持皮肤清洁干燥，避免潮湿、摩擦及排泄物的刺激。<br>• 易发生褥疮及受压部位要经常按摩，增加局部血液循环。<br>• 增进机体营养均衡。 |

2. 患者跌倒（坠床）危险因素评估

● 目的

（1）评价患者是否存在跌倒或坠床的危险，为制定防范措施提供依据。

（2）根据评价结果，为患者提供相关健康指导。

● 用物

患者跌倒危险因素评估表、笔等。

● 程序

| 步 骤 | 重点说明 |
| --- | --- |
| 1. 携用物到患者床旁，评价患者是否存在感知觉障碍。 | • 视觉、听觉及语言是否存在障碍。 |
| 2. 判断患者是否存在意识障碍。 | • 是否有谵妄、躁动、兴奋等表现。 |
| 3. 评价患者肢体活动是否灵活。 | • 有无四肢乏力、偏瘫、使用助行器。 |
| 4. 了解患者排泄情况。 | • 有无尿频、腹泻、失禁等。 |
| 5. 了解患者是否有用药后的不适反应，如乏力、头晕、蒙眬、视物不清、反应迟钝等。 | • 确定有无使用镇静剂、降压药、降糖药、利尿剂及散瞳剂等。 |
| 6. 确定患者床具、活动环境是否安全。 | • 如房间照明是否适度、地板是否湿滑、走廊有无扶手及有无床挡等。 |
| 7. 了解患者有无跌倒史及疾病情况。 | |
| 8. 掌握患者是否存在不合作倾向。 | |
| 9. 根据评估结果，制定护理计划及防范措施。 | **防范措施：**<br>• 床头放置预防跌倒标记并进行交接班。<br>• 将床调至适当高度。<br>• 放置床挡或必要约束。<br>• 呼叫器及常用物放患者可及处。<br>• 保持患者周围环境安全。<br>• 护士经常巡视。<br>• 向患者及家属进行防跌倒指导。<br>• 必要时安排家属陪伴。 |

3．管路滑脱危险因素评估

● 目的

(1) 保障患者治疗安全及生命安全。

(2) 评价患者是否存在自行拔管及脱管的可能性，为制定防范措施提供依据。

(3) 根据评价结果，为患者提供相关健康指导。

● 用物

管路滑脱危险因素评估表、笔、胶布、约束带等。

● 程序

| 步　　骤 | 重点说明 |
|---|---|
| 1．携用物到患者床旁，说明来意。 | |
| 2．观察管路插入状态及固定是否牢靠。 | |
| 3．观察患者意识状态，是否有谵妄、躁动、朦胧等表现。 | • 必要时，可用约束带进行约束。 |
| 4．了解患者受教育程度及对所采取护理措施的理解程度。 | • 加强宣教，尽量使患者理解，产生配合意愿。 |
| 5．掌握患者是否存在合作困难倾向。 | • 对合作困难者，要采取适度的约束，并向家属说明用意，取得理解。 |
| 6．根据评估结果，制定护理计划及防范措施。 | **防范措施：**<br>• 护理人员认真交接班，加强巡视，进行翻身、更换床单、体位变换等操作时，注意防护，避免脱管。<br>• 向患者及家属宣教插管的必要性及注意事项，加强保护，避免脱管。<br>• 保持中心管路插入状态良好及固定牢靠、舒适。<br>• 对合作存在困难的患者，在知情同意情况下，采取必要的约束措施。 |

## 三、一般体征评估

1．肠蠕动状态评估

● 目的

了解患者肠蠕动状态。

● 用物

听诊器。

● 程序

| 步　　骤 | 重点说明 |
|---|---|
| 1．携带听诊器到患者床旁。 | |
| 2．向患者解释，取得配合。 | • 必要时，使用屏风遮挡。 |
| 3．协助患者取舒适卧位，放松腹部肌肉。 | |
| 4．适当暴露腹部，将听诊器膜面轻置腹壁上。 | • 正常肠蠕动咕噜声，每分钟 5～34 次。<br>• 肠梗阻表现为突促的高音调声并伴有腹部绞痛。<br>• 持续听 2～5 分钟，未听到肠蠕动声，可判断为肠蠕动消失。 |
| 5．听诊后，协助患者穿好衣服。 | |
| 6．整理用物。 | |
| 7．洗手，记录。 | |

2．腹围测量法

● 目的

1．测量患者腹部最大径线，为治疗腹水及评估治疗效果提供依据。

2．产妇产前检查的手段。

● 用物

皮尺，屏风。

● 程序

| 步　　骤 | 重点说明 |
| --- | --- |
| 1．洗手，备齐用物携至患者床旁。 | |
| 2．向患者做好解释，取得配合。 | |
| 3．屏风遮挡患者。 | • 保护隐私。 |
| 4．协助患者露出腹部。 | • 注意保暖。 |
| 5．由患者腰背部绕至腹部最高点进行测量。 | • 一般以肚脐为中心。<br>• 若每日测量，应固定在早餐或午餐前进行。 |
| 6．协助患者穿好衣服。 | |
| 7．整理用物。 | |
| 8．洗手。 | |
| 9．记录。 | • 以 cm 为单位，保留一位小数点。 |

3．体重测量法

● 目的

(1) 做为指导临床用药依据及治疗评估。

(2) 协助疾病诊断。

(3) 了解生长发育状况。

● 用物

体重计。

● 程序

| 步 骤 | 重点说明 |
| --- | --- |
| 1. 将体重计移至患者床旁。 | • 活动自如的患者可到护士站测量。 |
| 2. 向患者做好解释，取得配合。 | • 患者排空膀胱。 |
| 3. 协助患者脱下外套及鞋子，站在体重计上。 | • 体重计归零。 |
| 4. 当体重计的指针停稳时，读出指数。 | • 每日测量体重，应固定测量时间。 |
| 5. 协助患者穿好外套及鞋子。 | |
| 6. 整理用物。 | |
| 7. 洗手。 | |
| 8. 记录。 | • 以 kg 为单位。 |

4. 足背动脉搏动状态评估

● 目的

(1) 评估患者末梢动脉血液循环状态。

(2) 为治疗及采取护理措施提供依据。

● 用物

笔、记录纸。

● 程序

| 步 骤 | 重点说明 |
| --- | --- |
| 1. 操作前后洗手。<br>2. 向患者做好解释，取舒适姿势。 | |
| 3. 将食指、中指、无名指三指合并轻置于足背动脉上。 | 评估动脉波动强弱及频率，必要时双侧对比。 |
| 4. 记录。 | |

## 四、评估技术相关理论问答

1．影响测量体温准确性的因素有哪些？

答：①面颊冷敷、进食者可影响测量口腔温度的准确性；②灌肠、坐浴后测肛温影响测量结果的准确性；③测腋温时腋下有汗，体温计水银端未放于腋窝深处紧贴皮肤，均可影响测量的准确性；④体温计本身的误差，影响测温准确性，因此应定期检测体温计；⑤身体生理变化对体温也有影响。

2．为昏迷、精神异常患者测量体温时注意事项？

答：为昏迷、精神异常患者测体温时，护士应守护在患者床旁并用手扶托，防止体温计掉出或折断；昏迷、精神异常患者不可测量口腔温度。

3．物理或药物降温后如何观察体温变化？降温后的体温在体温单上如何绘制？

答：在物理或药物降温后半小时测量体温一次。将所测得的温度，绘制在体温单降温前的温度同一纵格内，用红圈表示，和降温前的温度用红虚线相连。

4．体温计如何消毒？

答：用广谱中、高效化学消毒剂，对细菌、芽胞、病毒都有杀灭作用的1%过氧乙酸、75%乙醇等。将使用后的体温计放入消毒液中浸泡 30 min，换另一容器后再浸泡 30 min。浸泡时口表、肛表分开放置。

5．体温调节中枢部位？

答：位于丘脑下部。丘脑下部靠前区域为散热中枢，靠后侧区域为产热中枢。

6．体温通过哪些方式进行散热？

答：辐射散热、传导散热、对流散热、蒸发散热。

7．对体温的观察内容包括哪些？

答：体温的观察内容包括：体温的类型、热型及发热过程中伴随的临床表现及患者的心理反应。

8．发热过程中的各期特点是什么？

答：体温上升期：特点为产热大于散热，患者表现为畏寒、皮肤苍白、无汗，有的患者出现寒颤，之后体温开始上升，常见于肺炎、伤寒等。

高热持续期：特点为散热、产热在较高水平趋于平衡，体温维持在较高状态，患者表现为颜面潮红、皮肤灼热、口唇干燥，呼吸、脉搏加快，尿量减少，此期持续数小时、数天或数周。

退热期：特点为散热增加产热趋于正常，体温恢复正常水平，患者表现为大量出汗，皮肤温度降低。体温下降时由于出汗丧失大量水分，年老体弱、心血管疾病患者易出现血压下降、脉搏细速、四肢厥冷等循环衰竭症状，应严密观察病情。

9．如何观察和护理高热患者？

答：观察：高热患者每 4 小时测量体温 1 次，体温恢复正常 3 天后每日测 2 次，同时密切观察患者面色、脉搏、呼吸、血压，如有异常及时与医生联系。物理降温后 30 分钟测体温 1 次，做好交班记录，同时做好心理护理，缓解紧张焦虑情绪。

护理：①患者高热时给予保暖、降温措施，较好的降温方法是物理降温；②及时补充营养和水分，高热患者消化吸收功能降低，机体代谢增加，糖、脂肪、蛋白质及维生素大量消耗，高热时患者大量出汗，丧失大量水分，尤其是降温后患者大量出汗，因此应及时给患者补充水分。对于不能进食者，按医嘱予以静脉输液或鼻饲，以补充水分、电解质和营养物质；③口腔护理：发热患者易发生口腔炎和粘膜溃疡，护士应在清晨、餐后、睡前协助患者漱口或为患者做口腔护理，有口唇干裂时涂石蜡油保护，使患者舒适；④皮肤清洁：高热患者退热时大量出汗，应及时为患者更换衣服、床单，擦拭汗液，保持皮肤清洁，防止受凉；⑤卧床休息：高热时由于新陈代谢增快，摄入减少，消耗增多，患者体质虚弱，因此应将患者安置舒适体位卧床休息，以减少能量消耗。

10．为什么要加强对高热患者体温骤降的观察？

答：高热患者体温骤降时，常伴有大量出汗，造成体液大量丢失，年老体弱及心血管患者极易出现血压下降、脉搏细速、四肢冰冷等虚脱或休克表现。因此应注意观察，一旦出现上述情况，立即通知医生及时采取处理措施。不恰当地使用解热剂,也可出现类似情况,故对高热患者应慎用解热剂。

11．什么叫脉率、脉律、速脉、缓脉、间歇脉、脉搏短绌？

答：脉率：每分钟脉搏搏动的次数。正常人在安静时的脉率为60~100次。

脉律：脉搏搏动的节律性。正常脉律应是跳动均匀而且间隔时间相等。

速脉：成人脉率每分钟超过100次。

缓脉：成人脉率每分钟低于60次。

间歇脉：在一系列正常均匀的脉搏中，出现一次提前而较弱的脉搏，其后有一较正常延长的间歇，称为间歇脉或期前收缩。

脉搏短绌：单位时间内脉率少于心率。其特点是心律完全不规则，心率快慢不一，心音强弱不等，这种现象称为脉搏短绌或无规律的不整脉。

12. 脉搏短绌怎样测量,为什么?如何在体温单上绘制?

答：测量时两人同时分别测心率和脉率，时间为一分钟，由听心率护士发出“开始”、“停止”的口令。在某些病理情况下，由于心脏收缩时心排血量过少，以至不能引起周围血管的搏动，而使脉率低于心率，因此引起脉搏间歇形成脉搏短绌，常见于房颤及期前收缩。

在体温单上绘制时脉率以红点表示，相邻的脉率用红线相连。心率以红圈表示，相邻的心率用红线相连。在脉率和心率两曲线之间用红笔填满。

13. 异常脉搏观察包括哪些内容?

答：应观察脉搏的速率、节律、脉搏强弱有无改变，还应观察动脉壁的弹性和动脉走行深浅有无异常及患者的心理反应。

14. 呼吸中枢位于何处?

答：呼吸中枢位于延脑和脑桥。

15. 什么叫呼吸困难？临床表现如何?

答：呼吸速率、深浅度和节律改变的呼吸障碍称为呼吸困难。

临床表现为发绀、鼻翼扇动、肋间隙凹陷，呼吸浅而急促，严重者可以出现意识障碍。

16. 什么是三凹征?

答：呼吸困难时患者常出现三凹征，指胸骨上窝、锁骨上窝、肋间软组织凹陷。

17. 呼吸困难有哪些种类？常见于哪些疾病?

答：吸气性呼吸困难：吸气费力，吸气时间延长，出现三凹征。常见于上呼吸道狭窄疾病，例如喉头水肿、喉头异物等患者。

呼气性呼吸困难：呼气费力，呼气时间延长。常由于肺弹性减弱与小支气管痉挛或狭窄性疾病，例如哮喘患者。

混合性呼吸困难：吸气和呼气均感费力，呼吸频率快而表浅。见于广泛性肺部病变，或胸痛致使呼吸受限疾病，如肺部感染患者。

18．潮式呼吸的特点及其发生机制是什么？

答：潮式呼吸是一种周期性呼吸异常，周期时间为30～120秒。特点是开始呼吸浅慢，逐渐加快、加深，达到高潮后又逐渐浅慢，之后呼吸暂停数秒钟，又出现上述状态的呼吸，如此周而复始，呼吸运动成潮水涨落样称为潮式呼吸。

发生机制：由于呼吸中枢兴奋性降低或重度缺氧，血液中的二氧化碳浓度不能通过化学感受器刺激呼吸中枢兴奋，故呼吸渐弱或暂停，当呼吸暂停时，缺氧加重，血中二氧化碳积聚，当二氧化碳分压增高到一定程度时，通过颈动脉体和主动脉体的化学感受器反射性的刺激呼吸中枢再次引起呼吸恢复和加强，当体内积聚的二氧化碳呼出后，呼吸中枢又失去有效的刺激，呼吸又再次减弱，进而暂停，从而形成周期性呼吸异常。潮式呼吸为病情严重时的症状，表明呼吸衰竭、濒临死亡。多见于中枢神经系统疾病、脑循环障碍、酸中毒和巴比妥中毒患者。

19．呼吸增快、减慢常见于哪些情况？临床上如何观察？

答：呼吸增快常见于：发热、心肺疾患、贫血、甲亢等。

呼吸减慢常见于：颅压增高、镇静与麻醉药用量过大、中毒等。

临床观察：①测量脉搏后仍将手置于患者腕部，转移患者注意力；②观察患者胸部或腹部起伏情况，每一吸一呼为一次；③观察呼吸的深度、节律及呼吸音；呼吸微弱的危重患者不易观察呼吸次数，可用少许棉花置于患者鼻孔前，观察棉花吹动情况，观察 1 分钟后记录呼吸次数。

20．如何检测体温计的准确性？

答：将所要检测的体温计水银甩至 35℃以下，同一时间放入已测好的 40℃以下温水中，3 分钟后取出。若体温计读数之间相差在 0.2℃以上或水银柱有裂隙者，不能再使用应及时更换。

21．何谓血压？高血压如何分期？测量后发现血压异常如何处理？

答：血液在血管里流动时对血管壁侧的压力，称为血压。18 岁以上成年人理想血压 < 120/80mmHg，成年人正常血压为 < 130/85mmHg。

高血压分期：

Ⅰ期（轻度）高血压　血压为 140 ~ 159/90 ~ 99mmHg

Ⅱ期（中度）高血压　血压为 160 ~ 179/100 ~ 109mmHg

Ⅲ期（重度）高血压　血压为 ≥180/110mmHg

测量血压时如果听不清动脉搏动或血压异常，应重新测量。此时先将袖带内气体除尽，使汞柱复位至零点，稍停片刻再进行测量，直至听清为止。如果测得血压值过高或过低，变化较大时，应准确记录结果及时报告医师。

22．如何为患者测量血压？

答：为患者测肱动脉血压时，伸直所测手臂，并露出手臂至肘上，手掌向上，使肱动脉与心脏保持在同一水平上。采取坐位时，肱动脉应与第四肋软骨持平，卧位时肱动脉应与腋中线平。

23．袖带过宽或过窄对测量血压有何影响？

答：成人血压计袖带宽 12cm，长 24cm。如果袖带过宽，大段血管受阻增加血液阻力，使搏动在达到袖带的下缘之前即已消失，此时测量的血压数值偏低；如果袖带过窄，则需要较高的充气压力，才能阻止动脉内血流，此时测量的血压数值偏高。

24．测血压时袖带缠绕过松、过紧对测得血压有何影响？

答：测血压时袖带缠绕松紧要适当，以能放入一指为宜。缠绕袖带过紧可使血管在未注气前已受压，测得血压值偏低；袖带缠绕过松可使气袋成气球状，而使有效的测量面积变窄，测得血压值偏高。

25．测量血压时要做到哪"四定"？为什么？

答：测量血压时要做到四定：定时间、定部位、定体位、定血压计。不同的时间、部位、体位和血压计影响血压测量的准确性。测量血压时只有做到四定，才能保证测量血压的准确性，有利于病情观察。

26．影响测量血压准确性的因素有哪些？

答：①患者运动、情绪激动均可影响血压准确性，因此测量血压前应嘱患者休息 20 分钟后再测量；②由于血液重力作用，测血压时肱动脉与心脏应保持在同一水平位置；③肢体循环障碍或肌张力降低不能反映患者血压真实情况，偏瘫或肢体外伤患者应在健侧肢体测量血压；④血压计袖带松紧、宽窄也影响测量血压的准确性；⑤血压计本身误差影响测量血压的准确性，水银不足时所测血压值偏低，因此血压计应定期检测；⑥听诊器放置位置也可影响测量血压准确性，听诊器胸端压在袖带下可致血压偏低。

27. 测量左、右上肢的血压有何不同？为什么？

答：一般右上肢血压高于左上肢血压，因为右侧肱动脉来自主动脉的第一大分支无名动脉，左侧肱动脉来自主动脉的第三大分支左锁骨下动脉，由于能量稍有消耗，故测得的压力稍低 2～4mmHg。

28. 测量血压时采用 mmHg 和 kPa 两种计量单位，两者之间的关系是什么？如何换算？

答：mmHg 作为读数单位，是指单位面积上所受汞的重量而言；而 kPa 是指单位面积上所受力的大小即压强。

两者换算的方法是：$kPa \times 7.5 = mmHg$

$mmHg \times 0.133 = kPa$

29. 观察瞳孔时应注意什么？如何观察？

答：应注意观察两侧瞳孔的大小是否等圆、等大。

观察时将手电光源从侧面迅速移向瞳孔并立即移开瞳孔，避免光照强度不一、反映不准确。观察一侧瞳孔时应将对侧瞳孔遮盖，防止由于长时间光刺激造成瞳孔反应迟钝而掩盖病情。

30. 何谓嗜睡？

答：指在足够睡眠时间以外，仍处于睡眠状态，对周围环境识别能力较差，对各种刺激的反应尚属正常，但较迟缓，能唤醒并能正确回答问题。

31. 何谓意识蒙眬？

答：患者出现轻度意识障碍，定向力部分障碍，呼之能应，不能准确回答问题，各种深浅反射存在。

32. 昏迷的定义是什么？

答：患者意识完全丧失，运动、感觉和反射等发生功能障碍，不能被任何刺激唤醒。可分为浅、中、深度昏迷。浅度昏迷时呼唤不应，对强烈疼痛刺激可有痛觉表情，瞳孔及角膜反射均存在；中度昏迷时对各种刺激均无反应，对剧烈刺激可出现防御反射，角膜反射减弱，瞳孔对光反应迟钝；深度昏迷时，多项反射活动均消失，如角膜及瞳孔反射消失。

33．皮肤压力伤的危险因素评估项目有哪些？

答：评估内容应包括：患者神志、控制排泄能力、活动能力、局部感觉、微循环状况、皮肤状况、营养、体重、体温、药物等。

34．患者跌倒的危险因素评估有哪些？

答：患者跌倒多发生于年龄大于65岁的老年人，或术后体弱患者。因此评估患者跌倒的危险因素应包括：①患者的感知觉（视觉、听觉、语言等）：听力或视力不佳者、平衡或认知能力受损者易发生跌倒；②意识情况：抑郁、躁动、昏迷状态也可至患者跌倒；③活动能力：四肢无力、偏瘫、使用助行器者易发生跌倒；④排泄状况：尿频、腹泻、尿便失禁者易发生跌倒；⑤特殊用药：镇静剂、降压药、降糖药、利尿剂、散瞳剂也是诱发因素；⑥其他：一年内有无跌倒史、患者不合作等。

35．如何接待新入院的患者，为患者做哪些介绍？

答：①根据病情准备床位，备齐用物将备用床改为暂空床；②护理人员应热情、亲切进行自我介绍，给患者留下好印象；③填写有关表格，将床头卡插入患者床位牌夹内；④为患者测量体温、脉搏、呼吸、血压、体重并记录于体温单上；⑤通知医生，协助体检，按医嘱通知营养部准备膳食；⑥了解患者身心需要，介绍病区环境、有关制度，指导患者常规标本留取法使患者尽快熟悉院内环境，并填写入院护理评估单。

# 第三章 清 洁

## Cleanliness

### 一、各种清洁技术

1. 口腔护理

● 目的

(1) 保持口腔的清洁、湿润，使患者舒适，预防口腔感染等并发症。

(2) 防止口臭、口垢，促进食欲，维持口腔正常功能。

(3) 观察口腔粘膜和舌苔的变化及特殊的口腔气味，以提供病情变化的动态信息。

● 用物

治疗盘：治疗碗（内盛含有漱口液的棉球、弯血管钳、镊子）、压舌板、弯盘、吸水管、杯子、治疗巾、棉签、石蜡油、手电筒，需要时备开口器。

● 程序

| 步 骤 | 重点说明 |
|---|---|
| 1. 洗手、戴口罩。<br>2. 用物携至床边，核对后向患者解释操作的目的、配合方法，取得患者的合作。 | • 根据医嘱及患者情况选择漱口液。 |
| 3. 协助患者侧卧（仰卧，头偏向一侧），面向护士，用治疗巾围于患者颌下，置弯盘于口角旁。 | • 观察患者有无出血、溃疡。对长期应用激素、抗生素者，应注意观察有无真菌感染迹象。 |

续　表

| 步　　骤 | 重点说明 |
|---|---|
| 4. 协助患者用温开水漱口。 | |
| 5. 先湿润口唇、口角，观察口腔粘膜及舌苔性质有无异常。 | • 昏迷患者用开口器协助张口，打开手电观察患者口腔内情况。 |
| 6. 取下活动义齿。 | |
| 7. 嘱患者张口，用压舌板轻轻撑开颊部，由内向外擦拭两颊。 | • 动作轻，特别对凝血功能差的患者，防止碰伤粘膜及牙龈，引起出血。 |
| 8. 嘱患者咬合上、下齿，用压舌板轻轻撑开一侧颊部，用弯血管钳夹取含有漱口溶液的棉球，擦洗牙齿左外侧面，沿牙齿纵向擦洗，按顺序由内侧洗向门齿。 | • 棉球不可过湿，以防患者将溶液吸入呼吸道。 |
| 9. 同法擦洗右侧。 | |
| 10. 嘱患者张开上、下齿，擦洗牙齿左上内侧面、左上咬合面，左下内侧面，左下咬合面。 | |
| 11. 同法擦洗右侧。 | |
| 12. 擦洗舌面和硬腭部。 | • 勿触及软腭，以免引起患者恶心。 |
| 13. 擦洗完毕后，协助清醒患者用吸水管漱口，将漱口水吐入弯盘。 | • 昏迷患者禁忌漱口。 |
| 14. 操作完成后，协助患者擦干口唇及面部。 | |
| 15. 再次观察口腔。 | |
| 16. 酌情处理患者的口腔疾患，唇干者涂石蜡油。 | |
| 17. 撤去弯盘和治疗巾，整理用物及床单位，协助患者取舒适卧位。 | |
| 18. 清理用物，带回处置室。 | |
| 19. 洗手、记录。 | |

2．床上洗头

● 目的

（1）刺激头部血液循环，促进头发的生长和代谢。

（2）去除头发异味，保持头发清洁，防止头皮感染。

（3）使患者清洁、舒适和美观，维持患者自尊，增进患者的舒适度。

● 用物

护理车上备：洗头器、水桶、洗发香波、温水壶、毛巾、梳子、吹风机、棉球、纱布等。

● 程序

| 步　　骤 | 重点说明 |
|---|---|
| 1．操作前、后洗手。 | |
| 2．备齐用物，携至患者床旁。 | • 水温以 40～45℃为宜。 |
| 3．向患者做好解释，取得配合。 | |
| 4．根据气候关闭门窗，调节室温。 | • 避免受凉。 |
| 5．协助患者仰卧，松开衣领向内反折，用毛巾围颈部并固定，纱布盖眼，棉球塞耳。 | • 避免浸湿衣领及水流进眼、耳中。 |
| 6．将洗头器置于患者头枕部。 | |
| 7．先浸湿头发，再涂香波轻搓，后冲净为止。 | • 不可用指甲抓，避免损伤头皮。 |
| 8．洗毕，取另一块毛巾擦干头发，去除耳内棉球和覆眼纱布。 | |
| 9．梳理好发型。 | |
| 10．整理用物及床单位。 | • 洗头器清洁、放置。 |

3．床上擦浴

● 目的

1．去除皮肤污垢，保持患者身体清洁与舒适。

2．刺激皮肤血液循环，增强皮肤排泄功能，预防感染和压疮等并发症的发生。

3．观察患者肢体活动情况，防止肌肉萎缩和关节僵硬等并发症。

● 用物

护理车上备：洗脸盆、擦澡毛巾、香皂、水温计、温水、大单、橡皮中单、清洁衣裤、润肤液、50%酒精、爽身粉、便盆或尿壶及屏风等。

● 程序

| 步　　骤 | 重点说明 |
|---|---|
| 1．洗手。 | |
| 2．携用物至床边，向患者做好解释，取得合作。 | |
| 3．根据气候调节室温，屏风遮挡患者。 | • 避免受凉、保护隐私。 |
| 4．协助患者平卧，大单替代棉被。依需要给予便器。 | |
| 5．备温水于床旁椅上。 | • 水温一般在50℃左右。 |
| 6．将患者移向护士侧，协助患者脱去衣裤。 | • 减少护士背部肌肉伸展压力。 |
| 7．将擦洗毛巾包裹于手上，按顺序擦洗。 | |
| （1）脸部 | |
| 1）用湿毛巾一角由内眦向外眦擦洗眼部。 | |
| 2）再擦拭脸、颈部及耳后。必要时使用香皂擦拭，用清水洗净。 | • 颈椎手术或外伤等慎擦颈部。 |
| （2）上肢 | |
| 1）将近侧大单掀起，露出手臂。 | |

续 表

| 步 骤 | 重点说明 |
| --- | --- |
| 2）将毛巾沾水拧干，以按摩法擦洗上肢。 | • 以促进血液循环。 |
| 3）将患者手臂高举过头，擦洗腋下。 | • 与患者沟通，及时发现不适。 |
| 4）将脸盆移至床旁，给患者洗手、擦干。<br>5）同法洗另一侧上肢。 | |
| （3）胸腹部<br>1）略掀起大单，在大单下清洁前胸。<br>2）若是女患者，则将其乳房向上托起，清洁乳房底部皮肤。 | • 根据情况更换清水。 |
| 3）清洁腹部。 | • 注意患者脐部清洁。 |
| （4）下肢<br>1）将近侧大单掀开，露出下肢。<br>2）以按摩法擦洗下肢并擦干。<br>3）以同法擦洗对侧下肢。<br>4）让患者屈膝，足下铺橡皮布垫。<br>5）将脸盆置于橡皮布上，双足浸于盆中清洗，擦干。<br>6）将大单盖于患者下肢。 | • 更换毛巾。 |
| （5）背部<br>1）协助患者侧卧，背向护士。<br>2）一手掀起大单，一手自颈部擦洗至臀部。<br>3）以润肤液或50%酒精按摩背部。<br>4）协助患者恢复平卧姿势。 | • 更换清水。 |
| 8．协助患者清洗会阴部、臀部及腹股沟。 | • 不能自理者，可给予会阴冲洗。<br>• 注意臀褶及肛门处清洁。 |
| 9．协助患者穿好衣裤，采取舒适卧位。<br>10．整理用物及床单位。<br>11．洗手、记录。 | |

4. 足部护理

● 目的

(1) 去除足部污垢，保持患者清洁与舒适。

(2) 促进足部血液循环，防止皮肤干燥及角质化。

● 用物

护理车上备：洗脚盆、毛巾、肥皂、水温计、温水、橡皮布、润肤液、指甲刀及锉刀。

● 程序

| 步骤 | 重点说明 |
|---|---|
| 1. 洗手。 | |
| 2. 用物携至床边，向患者做好解释，取得合作。 | |
| 3. 协助患者采取舒适的卧位。 | |
| 4. 将橡皮布铺于患者脚下。 | |
| 5. 将装温水的洗脚盆置于橡皮布上。 | • 水温以41~43℃为宜。 |
| 6. 用肥皂洗脚并在温水中浸泡10~20分钟。移去洗脚盆，擦干双脚。 | • 软化趾甲及厚茧。 |
| 7. 协助患者剪趾甲。 | |
| 8. 足部涂润肤液。 | • 必要时穿袜子以保温。 |
| 9. 整理用物。 | |
| 10. 洗手，记录。 | |

5. 背部护理

● 目的

(1) 刺激血液循环，预防褥疮。

(2) 减轻肌肉紧张，促进睡眠。

● 用物

毛巾、脸盆、温水、50%酒精、屏风等。

● 程序

| 步 骤 | 重点说明 |
| --- | --- |
| 1. 洗手。 | |
| 2. 用物携至床边，向患者做好解释，取得配合。 | • 必要时用屏风遮挡。 |
| 3. 协助患者采取侧卧或俯卧位。 | • 意识不清患者注意保持呼吸道通畅。 |
| 4. 温水清洁背部。 | • 水温一般以50℃为宜。 |
| 5. 将50%酒精倒于手掌中，均匀地涂于患者背部。 | |
| 6. 从颈部至椎底部、再从椎旁两侧旋转向上至肩部均匀按摩、揉捏或叩击。 | • 注意骨隆突部位皮肤护理。<br>• 一般持续3~5分钟。 |
| 7. 最后用毛巾擦净背部。 | |
| 8. 协助患者恢复舒适体位。 | |
| 9. 整理用物及床单位。 | |
| 10. 洗手，记录。 | |

6. 会阴护理

● 目的

(1) 清洁患者外阴部，预防泌尿系感染。

(2) 清除分泌物，去除异味，增进舒适感。

(3) 观察患者会阴部皮肤、粘膜情况。

(4) 促进手术后及产后伤口的愈合。

● 用物

护理车上备：便盆、一次性尿垫（橡胶中单）、清洁纱球、冲洗壶（50~52℃的温开水）、镊子、纱布、手套、毛巾、冲洗液及屏风等。

● 程序

| 步　　骤 | 重点说明 |
| --- | --- |
| 1. 洗手。 | |
| 2. 用物携至床边，向患者做好解释，取得配合。 | |
| 3. 关闭门窗，调节室温，用屏风遮挡患者。 | • 保护患者隐私。 |
| 4. 患者取仰卧位，双腿屈曲分开。脱裤至膝部。 | • 松开被尾，被子盖在患者腹部。 |
| 5. 将一次性尿垫铺于患者臀下并放好便盆。 | |
| 6. 女患者冲洗方法：<br>(1) 护士一手持装有温开水的冲洗壶，一手持持物钳夹取纱球，边冲边用纱球擦洗。<br>(2) 冲洗由上至下，由外至内，包括大腿内上1/3，最后冲洗肛门。<br>(3) 纱布擦干会阴，顺序由上至下，由内至外，撤出便盆。 | • 水温一般以41～43℃为宜。<br>• 如局部有伤口，遵医嘱使用消毒冲洗液。 |
| 7. 男患者清洁方法：<br>(1) 戴上清洁手套，一手提起阴茎，一手取毛巾或呋喃西林棉球擦洗阴茎头部、下部及阴囊。<br>(2) 患者取侧卧位，护士一手将臀部分开，一手用毛巾将肛门擦洗干净。 | |
| 8. 协助患者穿好衣裤，取舒适卧位。 | • 酌情为患者更换衣、裤、床单。 |
| 9. 整理用物。 | |
| 10. 洗手。 | |
| 11. 记录。 | |

7．尸体料理

● 目的

（1）保持尸体清洁及适当姿势，以免被排泄物或分泌物污染。

（2）维护逝者尊严。

（3）做移送太平间的准备。

● 用物

大单、拆线盒、脸盆、毛巾、手套、胶布、清洁衣裤或寿衣（家属备）、棉球、纱布、消毒用具、遗体名牌及屏风等。

● 程序

| 步　　骤 | 重点说明 |
|---|---|
| 1．填写尸体识别卡。携用物至患者床旁。 | |
| 2．屏风遮挡，脱去衣裤，用大单遮盖尸体。 | • 维护逝者尊严。 |
| 3．拔除尸体上所有管路如静脉管路、鼻饲管、导尿管、气管插管等。 | • 妥善处理穿刺部位。 |
| 4．如有伤口，更换清洁敷料。 | • 若有开放伤口，请医师缝合。 |
| 5．将尸体仰卧，闭合眼睑及下颌。 | • 防止分泌物、排泄物外溢。 |
| 6．用棉球塞住口、鼻、耳、阴道及肛门。 | • 依风俗习惯穿衣。 |
| 7．用湿毛巾擦净全身。 | |
| 8．穿清洁衣裤，将第一张尸体识别卡系于尸体手腕部。 | |
| 9．梳理头发。 | |

续 表

| 步　　骤 | 重点说明 |
| --- | --- |
| 10．用尸单将尸体包裹严密，必要时使用防渗尸袋。尸单外系第二张尸体识别卡。<br>11．联络太平间人员，移送遗体至太平间。<br>12．洗手，处理医嘱，填写各种表格。通知家属办理结账手续。<br>13．床单位进行终末消毒处理。 | • 必要时房间进行空气消毒。 |

## 二、各种清洁技术相关理论问答

1．口腔护理的目的是什么？

答：①保持口腔清洁、湿润，使患者感到舒适，预防口腔感染等并发症的发生；②防止口臭，促进食欲，保持口腔正常功能；③观察口腔粘膜、舌苔的变化及特殊的口腔气味，为诊疗提供信息。

2．为患者做口腔护理前需评估哪些内容？

答：为患者做口腔护理前需评估：①患者的一般情况如年龄、性别、病情、治疗情况，口腔粘膜情况，有无口臭、炎症、溃疡、出血等；②患者的神志、合作程度、生活方式、卫生习惯、自理能力、有无凝血障碍，有无义齿等；③患者对口腔护理知识的理解程度、心理反应等。应针对患者的具体情况做好口腔护理。

3．口腔护理适用于什么样的患者？

答：口腔护理适用于禁食、高热、昏迷、鼻饲、口腔疾患及术后、生活不能自理患者。

4．高热患者为什么要做口腔护理?

答：正常人唾液中含有溶菌酶，具有杀菌作用。由于高热时患者唾液分泌减少，舌、口腔粘膜干燥，同时口腔内的食物残渣发酵等，均有利于细菌繁殖而引起舌炎、齿龈炎等。同时口腔炎症可致口臭，影响患者的食欲及消化功能。因此高热患者必须做好口腔护理，保持口腔内清洁，防止并发症发生。

5．如何根据口腔 pH 值选择漱口液?

答：口腔 pH 值的变化与口腔感染的病原有一定关系，口腔护理前做好 pH 值测定，对选择药物有指导意义，可大大提高护理效果。

**附：口腔护理常用溶液**

| 溶液名称 | 浓度（%） | 作 用 |
|---|---|---|
| 生理盐水 | 0.9 | 清洁口腔、预防感染 |
| 过氧化氢溶液 | 1～3 | 防腐、防臭，适用于口腔感染，有溃烂，坏死组织 |
| 碳酸氢钠 | 1～4 | 碱性，真菌感染 |
| 洗必泰溶液 | 0.02 | 清洁口腔，广谱抗菌 |
| 呋喃西林溶液 | 0.02 | 清洁口腔，广谱抗菌 |
| 醋酸溶液 | 0.1 | 绿脓感染 |
| 硼酸溶液 | 2～3 | 酸性防腐溶液，抑菌 |
| 甲硝唑溶液 | 0.08 | 厌氧菌感染 |

6．患者有活动义齿时怎样护理?

答：有活动义齿的患者每次饭后或睡前应取下义齿，先取上面后取下面，放置在容器内，用冷开水冲洗干净待患者漱口后戴上或浸入清水中备用，昏迷患者义齿不戴时应放在清水中浸泡保存。浸泡义齿的清水应每日更换，不可浸泡在乙醇、热水中以免变色、变形和老化。

7. 进行口腔卫生保健指导的内容有哪些?

答：①掌握正确的刷牙及按摩牙龈方法：注意角度、动作，早晚刷牙，每次3分钟，选择合适的牙刷（牙刷每3个月更换一次）；②养成良好的饮食习惯，多吃富含膳食纤维的食物，少吃多糖粘性食物，饭后漱口，睡前不吃含糖食物，更不要含糖睡觉；③正确使用牙线，小心将牙线以拉锯式动作进入牙缝中，彻底清除牙缝中食物残渣；④定期检查、清洁牙齿。

8. 为什么要做口腔护理?做好口腔护理的重要性是什么?

答：因为口腔内的温度、湿度和食物残渣适宜病原微生物生长与繁殖，正常人口腔内存有大量致病菌和非致病菌，由于机体具有免疫力，饮食、刷牙、漱口等活动又起到一定清除细菌的作用，故很少发生口腔疾患。患病后由于机体免疫力降低，饮食减少，个人卫生自理能力降低，使细菌在口腔聚集并繁殖生长，极易引起口腔炎症、溃疡、口臭、腮腺炎、中耳炎等并发症，甚至发生全身性感染。有的患者因长期使用激素容易发生真菌感染，因此做好口腔护理非常重要。

9. 为患者行口腔护理时注意事项有哪些?

答：①操作时动作轻柔，防止损伤口腔粘膜及牙龈，尤其是凝血功能较差的患者；②长期使用抗生素患者应密切观察口腔粘膜情况，有无真菌感染；③昏迷患者严禁漱口，擦洗时用血管钳夹紧棉球，防止遗漏在口腔内，擦洗棉球蘸水不可过湿，以防患者误吸，需用开口器时应从臼齿处放入，痰多时及时予以吸痰处理；④有活动义齿的患者，义齿不戴时应放在清水中浸泡保存，于每日晨护时更换清水；⑤传染病患者用物严格按消毒隔离原则处理。

10．床上洗头的目的是什么？

答：①为患者梳发、按摩头皮，促进血液循环，除去污垢和脱落的头发、头屑，使患者清洁、舒适和美观；②预防头虱及头皮感染。

11．为患者实施床上洗头过程中的注意事项有哪些？

答：①为患者实施操作前做好护理评估；②操作过程中随时观察病情变化，如面色、脉搏、呼吸等，如果出现异常及时停止操作；③注意室温、水温，室温控制在24℃左右，水温在40～45℃之间，洗发后及时擦干头发防止患者受凉；④洗头过程中随时询问患者的感受，并及时调整操作行为，防止水流入患者的眼及耳内，避免沾湿衣服和床单；⑤衰弱、危重患者不宜洗头，待病情好转后再行此操作。

12．为患者实施床上洗头前应做哪些护理评估？

答：应该对患者的病情、卫生习惯、躯体活动程度、患者耐受力、自理能力以及患者心理反应等进行全面评估，以便为患者采取更适合的措施。

13．床上擦浴的目的是什么？

答：床上擦浴适用于病情较重，长期卧床不能自理的患者。

目的是：①去除皮肤污垢，保持皮肤清洁，使患者舒适；②促进血液循环，增强皮肤排泄功能，预防皮肤感染和褥疮等并发症的发生；③观察了解患者的一般情况，满足其身心需要。

14．床上擦浴的注意事项有哪些？

答：①饭后不宜马上进行沐浴，饭后1小时后才能进行，以免影响消化功能；②擦浴过程中防止患者受凉、晕厥、烫伤、滑跌等意外情况的发生。

15．擦浴过程中如何为患者保暖？

答：①为患者擦浴前先关闭门窗，将室温调节在24℃以上，并用屏风遮挡患者；②操作过程中尽量少暴露患者身体，在擦洗的部位下铺大浴巾，随时为患者擦干盖好，防止受凉；③擦洗过程中及时更换热水，使水温保持在42～45℃；④擦浴后及时为患者穿上清洁衣裤。

16．怎样为长期卧床、生活不能自理患者做足浴？

答：足浴适用于长期卧床、生活不能自理患者。

方法：使患者平卧屈膝，将裤腿卷至膝盖上，并在脚下铺橡胶单及大毛巾，放上足盆（内放入温度40～45℃的热水，1/2满），患者双足浸于其中。足浴完毕擦干双脚，必要时用50%的酒精按摩足跟及内外踝。

17．如何为患者实施背部护理？

答：长期卧床患者背部处于受压状态，因此应经常察看背部皮肤变化，定期用50%的酒精或红花酒精按摩，增进局部血液循环。①患者采取俯卧或侧卧，暴露并观察背部，先用热水擦洗；②全背按摩：用50%的酒精做全背按摩。从患者骶尾部开始，双手沿脊柱两侧向上至肩部后环形向下按摩，回到尾骨处，如此反复两次；③扣背：五指并拢呈空掌，从肺底扣至肺尖；④保持皮肤清洁干燥，避免潮湿、摩擦、尿便刺激等。

18．患者一侧肢体有伤口时，穿脱衣裤顺序是什么？

答：应先穿患侧，后穿健侧；先脱健侧，后脱患侧。

19．尸体料理目的是什么？

答：做好尸体护理不仅是对死者人格的尊重，而且有利于家属心灵上的安慰，体现了人道主义的精神。

目的：尸体整洁，姿势良好，易于鉴别；给家属以安慰，对尸体护理表示满意。

20．尸体护理过程中的注意事项有哪些？

答：①应在死亡后尽快进行，以防尸体僵硬；②应维护隐私权，不可暴露遗体，并安置于自然体位；③态度严肃认真，表示对死者的尊重，满足家属的合理要求。

# 第四章　安全与舒适

## Safty and Comfort

### 一、促进患者安全与舒适技术

1．晨间护理

● 目的

（1）促进睡眠过程中身体受压部位的血液循环，预防压疮和肺炎等并发症的发生。

（2）保持床单位的整齐和清洁，增加患者的舒适度。

（3）护理人员可以了解患者的病情及心理状况，为治疗及护理措施提供依据。

● 用物

大单、脸盆、毛巾、清洁衣裤等。

● 程序

| 步　　骤 | 重点说明 |
|---|---|
| 1. 操作前、后洗手。戴口罩。 | |
| 2. 备齐物品携至患者床旁，做好解释。 | |
| 3. 根据气候调节室温，按需要给予使用便器。 | • 注意保暖，防止感冒。 |
| 4. 准备温水，协助患者洗漱、梳头、清扫床单。 | |
| 5. 根据需要为患者更换床单、被套、衣裤。 | |
| 6. 观察患者皮肤情况,按摩骨隆突部位。 | |
| 7. 必要时给予口腔护理及会阴冲洗。 | |
| 8. 认真倾听患者主诉，观察、评估患者病情、和心理状态等。 | |
| 9. 整理床单位，协助患者取舒适卧位。 | |
| 10. 开窗通风，清理用物并记录。 | • 换气时，无对流风。 |

2. 晚间护理

● 目的

（1）保持患者的清洁，协助做好睡前准备工作。

（2）观察患者的病情变化。

（3）进行健康宣教。

● 用物

大单、脸盆、毛巾、清洁衣裤等。

● 程序

| 步　　骤 | 重点说明 |
| --- | --- |
| 1. 操作前后洗手。 | |
| 2. 备齐用物携至患者床旁，做好解释。 | |
| 3. 根据气候关窗。 | |
| 4. 协助患者刷牙、漱口。 | • 较重患者给予口腔护理。 |
| 5. 洗脸、洗手。 | |
| 6. 擦洗背部、洗脚。 | • 检查皮肤受压情况，按摩骨突部位。 |
| 7. 女患者给予会阴冲洗。 | |
| 8. 根据情况更换衣服及床单，整理好床铺。 | |
| 9. 按需要协助患者使用便器。 | |
| 10. 患者睡前，病室通风，保持病室空气新鲜，调节室温。 | • 换气时，避免对流风。 |
| 11. 减少外界噪音，暗化病室，利于患者入睡。 | |

3. 保护具的应用

● 目的

1. 防止高热、谵妄、昏迷、躁动及危重患者发生坠床、撞伤、抓伤等意外，保证患者安全。

2. 确保治疗、护理工作顺利进行。

● 用物

目前应用的保护具有：床挡、约束带（宽绷带、棉垫、肩部约束带、膝部约束带或尼龙搭扣约束带）、支被架等。

● 程序

| 步　　骤 | 重点说明 |
|---|---|
| 1. 床挡 | • 预防患者坠床。 |
| (1) 携带用物至患者床旁，向患者做好解释。 | |
| (2) 安装床挡。 | • 临床应用的有多功能床挡、半自动床挡、木杆床挡等。 |
| (3) 意识不清、躁动的患者根据需要放置防护垫。 | • 防止躁动患者撞伤。 |
| 2. 约束带 | |
| (1) 使用宽绷带时，先用棉垫包裹手腕部或踝部，再将宽绷带打成双套结，套在棉垫外稍拉紧。 | • 避免局部皮肤损伤。<br>• 以免肢体脱出。 |
| (2) 肩部约束带用宽布制成长 120cm，宽 8cm，一端制成袖筒式。使用时，患者两侧肩部套上袖筒，腋窝衬棉垫，两袖筒上的细带在胸前打结固定，把两条较宽的长带尾端系于床头，必要时将枕横立于床头。也可将大单斜折成长条，作肩部固定。 | • 用于固定肩部，限制患者坐起。 |
| (3) 膝部约束带用布制成，长 250cm，宽 8cm，宽带中部相距 15cm 分别钉两条两头带。使用时，两膝衬棉垫，将约束带横放于两膝上，两头带各绑住一侧膝关节，然后将宽带两端系于床缘。也可用大单进行固定。 | • 固定膝部，限制患者下肢活动。 |
| (4) 尼龙搭扣约束带用宽布和尼龙搭扣制成。使用时，在被约束部位衬棉垫，将约束带放于关节部位，对合约束带上的尼龙搭扣，松紧适宜，然后将带子系于床缘。 | • 可用于固定手腕、上臂、膝部、踝部。 |

续 表

| 步 骤 | 重点说明 |
| --- | --- |
| 3．支被架<br>(1) 支被架大小适中且结构良好。<br>(2) 携用物至患者床旁，做好解释。<br>(3) 反折盖被至适当部位，露出患处。<br>(4) 置支被架于适当部位，并用绷带将其两侧固定于床栏。<br>(5) 将盖被拉回，盖住支被架。 | • 主要用于肢体瘫痪或有伤口暴露的患者。<br>• 烧伤患者使用的支被架需用消毒液清洗或紫外线照射消毒。<br>**注意事项**<br>• 严格掌握保护具应用的适应证。<br>• 保护具只能短期使用，用时使肢体处于功能位置。<br>• 使用约束带时，固定须松紧适宜。注意观察受约束部位血液循环情况。<br>• 记录使用保护具的原因、时间、观察结果、护理措施、解除约束时间。 |

4．枕头或翻身垫的使用

● 目的

(1) 维持患者良好的体位，预防褥疮或关节变形。

(2) 增进卧床患者的舒适。

● 用物

枕头或翻身垫、清洁衣裤、大单、小毛巾等。

● 程序

| 步　　骤 | 重点说明 |
|---|---|
| 1．携用物至患者床旁。<br>2．协助患者采取舒适卧位。<br>(1) 仰卧 | |
| 1）头颈部垫一软枕，让头颈部自然稍微弯曲。 | • 维持头与脊椎在同一平面。 |
| 2）腰部用一个小枕头或翻身垫支持。 | |
| 3）消瘦患者骶尾部垫气圈。 | • 可视患者情况使用气垫床。 |
| 4）上肢：双侧肘部弯曲 90°，肩关节呈外展，手握小毛巾。 | |
| 5）下肢：大腿伸直，小腿微弯，膝腘下方及足跟或足踝部各垫一个小枕头。 | • 不垫腘窝处，以免神经血管受压。<br>• 让足跟离开床，避免压伤。 |
| (2) 侧卧<br>1）头颈部垫一个高度适当的枕头。<br>2）背后置一枕头支撑。<br>3）腰部垫小枕。 | |
| 4）上肢：下侧手臂及肩关节呈 90°弯曲，置于头侧。上侧手肩关节伸直，手肘弯曲 90°，手肘以下放置一枕头，手握小毛巾。<br>5）下肢：下侧腿伸直。上面腿的髋关节、膝关节均成 90°弯曲，腿下垫枕头。 | • 偏瘫患者侧躺在健侧时，患侧手臂以枕头支撑；侧躺于患侧时，患侧肩关节及前臂要正确前摆，避免压挤。健侧脚勿压患侧脚。 |
| (3) 俯卧<br>1）侧头，头部垫一薄枕。 | • 维持头与脊椎在同一平面。 |
| 2）在患者胸部垫一薄枕或棉垫。 | • 避免胸部受压，减少不适。 |
| 3）下肢伸直，在大腿及小腿处各置一枕头。 | • 避免阴部、膝部及足尖受压。 |
| 4）两手肩关节呈外旋，肘关节弯曲 90°，置于头部两侧，或一手伸直放于身侧。腕关节呈功能性位置，手握小毛巾。<br>3．回护士站，洗手。 | |

5．气垫床的使用

● 目的

(1) 减轻局部受压，预防褥疮形成。

(2) 促进褥疮愈合。

(3) 提高卧床患者舒适度。

● 用物

大单、气垫床、电源插座等。

● 程序

| 步　　骤 | 重 点 说 明 |
| --- | --- |
| 1．备齐用物携至患者床旁。<br>2．向患者做好解释，取得配合。<br>3．协助患者移至床旁椅或平车上。 | • 也可按卧床患者更换床单法操作。 |
| 4．拆下大单，将气垫平铺于床褥上。 | • 操作过程中注意观察患者，随时听取患者反应。 |
| 5．连接气垫电源，调整充气频率，开始充气。<br>6．检查气垫充气状态及有无漏气。<br>7．关闭充气开关。<br>8．铺好大单、棉被。<br>9．协助患者躺回气垫床。<br>10．重新打开充气开关，充气。 | |
| 11．回护士站，洗手。 | • 使用气垫床的患者，每2小时仍要翻身一次。 |

6．足托板的使用

● 目的

(1) 维持足部正常的解剖、生理功能位置。

（2）预防脚板受压及尖足的发生。

● 用物

足托板或硬底鞋、枕头或沙袋等。

● 程序

| 步 骤 | 重点说明 |
| --- | --- |
| 1．备齐用物携至患者床旁。<br>2．向患者做好解释，取得配合。<br>3．将足托板竖立于床尾。 | |
| 4．协助患者采取舒适卧位，并使足底顶住足托板。 | • 踝关节成90°。 |
| 5．用枕头或沙袋置于髋关节两侧，防止髋关节外旋。<br>6．回护士站，洗手。 | • 经常观察患者足跟及足尖是否受压。 |

7．体位变换法

● 目的

（1）变换姿势，增进舒适感。

（2）便于更换床单及进行背部护理。

（3）预防褥疮形成。

● 用物

枕头、中单等。

● 程序

| 步　　骤 | 重点说明 |
| --- | --- |
| 1. 备齐用物携至床旁。<br>2. 核对后，向患者解释操作的目的和配合方法，取得患者合作。<br>3. 固定床脚。 | |
| 4. 先将患者移至将转向的对侧床边，并拉起床旁栏杆。<br>5. 护理人员再绕至患者将转向的另一侧床旁，将患者近侧的手臂放置头侧，远侧的手臂放置在胸前，远侧的腿屈曲放于近侧腿旁。 | • 翻身前后要认真检查压疮好发部位的皮肤。 |
| 6. 护理人员双脚前后分开，一手置于患者远侧的肩部，另一手置于患者远侧的髋部，将患者转向护理人员。 | • 翻身动作应轻柔，不可拖曳，可通过提起床单来抬高患者以减少摩擦力。 |
| 7. 放置枕头在患者背部起到支撑作用，放置另一个枕头于患者两腿之间。 | • 在骨隆突部位垫好软枕，避免压力过于集中。 |
| 8. 使患者舒适，并保持良好体位。<br>9. 视被服污染情况，更换床单、被套。<br>10. 必要时拉起床挡。<br>11. 回护士站，洗手。<br>12. 记录。 | **注意事项：**<br>• 严格按翻身时间表给患者翻身。<br>• 患者半卧位时，抬高床头不超过 30°，注意应用膝枕、挡脚枕把剪切力减至最低。<br>• 视患者需要应用褥疮气垫。 |

8．轴性翻身法

● 目的

（1）协助脊椎损伤或手术患者改变卧位，保持脊椎平直，预防再度受伤。

（2）预防褥疮形成。

（3）增进患者舒适。

● 用物

枕头、中单等。

● 程序

| 步　　骤 | 重点说明 |
|---|---|
| 1．备齐用物，携至患者床旁。<br>2．向患者解释操作目的及方法，取得配合。<br>3．固定床脚。 | |
| 4．移去患者头下的枕头。 | • 若为颈椎手术患者，则先去除固定沙袋。 |
| 5．两位护理人员站在患者将转向的对侧床旁，将患者近侧的手臂放置头侧，远侧的手臂置于胸前。 | |
| 6．护理人员的双脚前后分开，一位护理人员双手分别置于患者远侧的肩膀与腰背部，另一位护理人员双手分别置于患者远侧的髋部及大腿处。 | • 利用大单或中单，可将对侧的大单或中单卷成卷轴，一位护理人员握紧床头与腰背处的床单，另一位护理人员握紧臀部与膝下处的床单，动作一致地将患者翻向侧卧姿势。 |
| 7．一位护理人员喊口令，两位护理人员动作一致地以整个患者为单位，将患者转向自己。 | • 二人动作须一致，保持患者脊椎平直，避免有扭动情形。 |

续　表

| 步　　骤 | 重点说明 |
|---|---|
| 8．调整患者姿势至舒适卧位：<br>（1）将枕头纵向放在患者背部以支撑患者，维持脊椎平直。<br>（2）移枕头至患者头下。<br>（3）患者双膝之间置一枕头。<br>（4）胸腹部放一枕头，手及手臂放在枕头上。 | |
| 9．调整患者床单位：<br>（1）抻平床单、铺好盖被。<br>（2）拉上床挡，床摇至最低。<br>（3）检查呼叫系统确定安全可用，置于患者伸手可及处。 | • 便于患者与护理人员联络。 |
| 10．整理用物。<br>11．洗手。 | |

## 二、促进患者安全与舒适技术相关理论问答

1．晨间护理的目的及内容是什么？

答：目的：使患者舒适，预防并发症；保持床单位、病室清洁；观察和了解患者的病情和心理状态，满足身心需要。

内容包括：①协助患者排便；②帮助患者漱口、洗脸、洗手、梳头、翻身和检查皮肤受压情况，擦洗背部后，用50%乙醇按摩骨隆突处；③整理床铺，用消毒剂浸泡过的床刷与小毛巾套扫净床上的碎屑（一人一套），需要时更换衣服和床单；④观察并询问病情变化，进行心理护理和卫生宣教；⑤整理床单位，酌情开窗通风。晨间护理应于清晨诊疗工作前完成。

2．晚间护理的目的及内容是什么？

答：目的：保持病室安静和空气流通；观察病情；使患者清洁舒适，易于入睡。

内容包括：①晚饭后协助患者梳头、漱口、洗脸、洗手、擦背及臀部，并进行预防褥疮的护理；②用热水泡脚，为女患者冲洗会阴，并整理床铺，寝前协助患者排尿；③为患者创造安静、舒适的环境，如调节室温、暗化光线，协助患者更换卧位使患者易于入睡；④定时巡视病房，了解患者睡眠情况，观察病情并酌情处理。

3．应用保护具的目的是什么？

答：防止高热、谵妄、昏迷、躁动及危重患者意识不清而发生坠床、撞伤及抓伤等意外事件，确保患者安全；确保治疗、护理顺利进行。

4．使用保护具过程中的注意事项有哪些？

答：①注意保护患者的自尊，使用前向患者及家属解释使用保护具的目的，以取得理解与合作；②使用时严格掌握指征，保护性制动措施只能短期使用，要使患者肢体处于功能位置，保证患者安全和舒适；③约束带下应放衬垫，松紧适宜，使用中密切观察约束部位的皮肤颜色，必要时进行局部按摩，以促进血液循环。

5．病室为何要经常通风？实施过程中的注意事项有哪些？

答：病室应经常通风换气，目的是为了通过空气的流通使新鲜的空气进入病室内，增加氧气含量，降低二氧化碳的浓度和空气中微生物密度；同时也可以调节室内的温度和湿度，增加患者的舒适感。在实施通风换气的过程中注意避免对流风，为患者采取保暖措施，防止受凉。

6．长期卧床生活不能自理、消瘦的患者，晨间护理的重点是什么？

答：针对长期卧床、消瘦的患者，晨间护理的重点是：①向患者解释护理的重要性，以便使患者自己主动参与健康的活动；②对于长期卧床生活不能自理的患者，应协助患者定时翻身，擦洗背部、腰及臀部等长期受压部位，并按摩肩胛、骶尾、髋部等骨隆突处，预防褥疮的发生；③患者皮肤若出现早期受压发红症状时，应增加翻身次数，采取措施避免局部再受压；④对昏迷、尿失禁患者应经常更换被褥，保持床单位清洁，使患者舒适，预防并发症。

7. 测量生命体征、留取尿标本为什么要在晨间护理前完成？

答：因为晨间护理前，患者自身的基础代谢水平处于平衡状态，测得的 T、P、R、Bp 等生命体征的值相对比较准确。留取尿标本应是清晨的第一次尿，尿液浓度较高，未受食物影响，其检测数值准确率高。

8. 为什么护士要定期为卧床患者更换卧位？

答：协助卧床患者更换卧位使患者感到舒适，并能预防并发症，如压疮、坠积性肺炎等。患者长期卧床，身心压力大，易出现精神萎靡、消化不良、便秘、肌肉萎缩等不良后果。由于局部皮肤长期受压、血循环障碍、呼吸道分泌物不易咳出等，易出现褥疮、坠积性肺炎等并发症，因此护士要定期为患者更换卧位。

9. 临床常用的卧位有哪些？适用于何种患者？

答：仰卧位：适用于昏迷、全麻、腹部检查或做导尿术的患者。

侧卧位：适用于灌肠、肛门检查、臀部肌肉注射或胃镜检查的患者。

半坐卧位：适用于心肺疾患、腹腔盆腔术后、面部及颈部术后等。

端坐卧位：适用于急性肺水肿、心包积液、支气管哮喘等患者。

俯卧位：适用于腰背部手术、腰背部有伤口等患者。

头低足高位：适用于肺部分泌物引流、十二指肠引流、妊娠时胎膜早破、跟骨牵引等患者。

头高足低位：适用于开颅术后、颈椎骨折需进行颅骨牵引时做反牵引力的患者。

膝胸位：适用于肛门、直肠、乙状结肠检查及治疗，用于矫正子宫后倾及胎位不正等患者。

截石位：适用于会阴、肛门部位检查、治疗或手术患者。

10．帮助患者翻身侧卧的目的是什么?

答：①协助不能起床的患者更换卧位，使患者舒适；②减轻患者局部组织受压，预防褥疮发生；③减少并发症，适应治疗、护理的需要。

11．帮助患者更换卧位过程中的注意事项有哪些?

答：①帮助患者翻身时不可拖拉，以免擦伤皮肤，两人协助患者翻身时注意动作协调轻稳；②根据病情及皮肤受压情况制定翻身时间，如皮肤发红、破损可增加翻身次数，并及时予以处理，做好交接班；③如患者身上置有多种管道，翻身时先将导管安置妥当，防止脱落、扭曲等，翻身后检查管道是否打折，保持管道通畅；④为术后患者翻身时先检查敷料是否脱落，颅脑手术后的患者，头部转动过剧可引起脑疝，故只能卧于健侧或平卧，颈椎和颅骨牵引患者翻身时不可放松牵引，石膏固定、伤口过大患者翻身时应注意患处位置，防止受压；⑤应用节力原则，让患者尽量靠近护士，使重力线通过支撑面保持平衡，达到节力目的。

# 第五章 无菌与隔离技术

# Techniques of Sterilizing and Isolation

## 一、无菌与隔离技术

### 1. 洗手法

● 目的

(1) 除去手上的污垢及致病性微生物。

(2) 预防院内感染及交叉感染。

(3) 保护护理人员。

● 用物

洗手液、流动水、毛巾或手烘干设备。

● 程序

| 步 骤 | 重点说明 |
|---|---|
| 1. 摘下手表，将衣袖卷至肘关节以上。<br>2. 打开水龙头，湿润双手后涂上洗手液。<br>3. 洗手六步法： | |
| 第一步：掌心相对，五指并拢，相互揉搓。 | **手消毒方法：** |
| 第二步：手心对手背，沿指缝相互揉搓，交换进行。 | • 用0.3%～0.5%碘伏浸泡或0.3%～0.5%纱球擦拭1～3分钟。 |
| 第三步：掌心相对，双手交叉沿指缝相互揉搓。 | • 用0.2%过氧乙酸浸泡或0.2%过氧乙酸纱球擦拭1～3分钟。 |

续 表

| 步 骤 | 重点说明 |
| --- | --- |
| 第四步：一手握另一手大拇指旋转揉搓，交换进行。<br>第五步：一手握拳在另一手掌心旋转揉搓，交换进行。<br>第六步：将五个手指尖并拢在另一手掌心旋转揉搓,交换进行。<br>4．搓洗时间至少30秒。 | |
| 5．用流动水冲净双手，手指保持朝下姿势。 | • 避免水倒流污染已洗净的手。 |
| 6．擦干或烘干双手。 | • 禁止来回擦拭。 |

2．戴脱无菌手套法

● 目的

在进行严格的医疗护理操作时确保无菌效果。

● 用物

无菌手套、弯盘。

● 程序

| 步 骤 | 重点说明 |
| --- | --- |
| 1．修剪指甲，取下手表，洗手，戴口罩。 | • 防止刺破手套。 |
| 2．选择适合的无菌手套。<br>(1) 核对无菌手套有效期。 | |
| (2) 检查手套外包装有无破损、潮湿等。 | • 发现手套破洞、损坏，立即更换。 |
| 3．打开手套包,取出滑石粉涂擦双手。 | |

续　表

| 步　骤 | 重点说明 |
| --- | --- |
| 4. 戴手套<br>(1) 分次提取法戴手套：<br>1) 一手掀开手套袋开口处，另一手捏住一只手套的反折部分取出手套。<br>2) 对准五指戴上。<br>3) 掀起另一只袋口，再用已经戴上手套的四个手指插入另一只手套的反折内面，取出手套，对准五指戴上。<br>(2) 一次提取法戴手套：<br>1) 同时掀开两只手套袋口，分别捏住两只手套的反折部分，取出手套。<br>2) 将两只手套的五指对准，先戴一只手，再以戴好手套的4个手指插入另一只手套的反折内面，同法戴好。<br>3) 双手调整手套位置，将手套的翻边扣套在工作服衣袖的外面。 | • 已带好手套之手的拇指须翘起，不要触及到另一只手套的反折处。<br>• 戴上无菌手套的双手，应保持在腰部以上视线范围内，不可被污染。 |
| 5. 脱手套法<br>(1) 一手捏住另一手套腕部外面，翻转脱下。<br>(2) 再以脱下手套的手插入另一手套内，将其往下翻转脱下。<br>6. 将手套放入医用垃圾中，统一处理。<br>7. 洗手。 | • 操作中勿让脏污手套触及皮肤。 |

3. 无菌持物钳的使用

● 目的

(1) 用于取放和传递无菌物品。

(2) 保持灭菌物品的无菌状态。

● 用物

无菌持物钳，无菌持物钳罐。

● 程序

| 步　骤 | 重点说明 |
|---|---|
| 1. 洗手，戴口罩。<br>2. 准备环境及用物。 | |
| 3. 检查有效日期，打开无菌持物钳包皮。 | • 若包皮潮湿、破洞或指示卡未变色则不可使用。 |
| 4. 手持无菌持物钳，使钳端闭合，垂直取出。 | • 取、放无菌持物钳时，不可触及容器口。 |
| 5. 用后闭合钳端，立即垂直放回无菌持物钳罐内。 | |
| 6. 到远距离使用时，应将持物钳和罐一起带至操作地点，就近使用。 | • 无菌持物钳不能在空气中暴露太久，防止污染。<br>**注意事项**<br>• 禁止用无菌持物钳夹取油纱、进行换药或消毒皮肤。<br>• 无菌持物钳及罐每日更换、灭菌。 |

4. 无菌容器的使用

● 目的

用于盛放无菌物品并保持无菌状态。

● 用物

无菌持物钳、镊子罐、盛放无菌物品的容器、无菌储槽

（内盛治疗碗、棉球、纱布等）。

● 程序

| 步　骤 | 重点说明 |
| --- | --- |
| 1. 洗手，戴口罩。<br>2. 根据操作目的准备环境及用物。<br>3. 检查无菌容器的灭菌标记及日期。 | |
| 4. 取物时，打开容器盖，内面向上置于稳妥处或拿在手中。<br>5. 用无菌持物钳从无菌容器内夹取无菌物品。<br>6. 取物后，立即盖严盖子。 | • 避免非无菌物品接触。<br>• 手不可跨越打开的无菌容器。<br>• 取出的无菌容器，手不可触及无菌容器的边缘及内面。 |
| 7. 手持无菌容器时，应托住容器底部。 | • 避免无菌物品在空气中暴露过久。<br>• 无菌容器不可任意翻转。 |

5. 无菌包的使用

● 目的

用于换药等无菌技术操作。

● 用物

无菌持物钳、镊子罐、无菌包（内盛无菌治疗巾、敷料、器械等）、治疗盘、纸条、笔等。

● 程序

| 步　　骤 | 重点说明 |
|---|---|
| 1．洗手，戴口罩。 | |
| 2．根据操作目的准备环境及用物。 | |
| 3．检查无菌包名称、灭菌标记及日期、有无潮湿或破损。 | • 超过有效期，有潮湿、破损的无菌包不能使用。 |
| 4．将无菌包平放在清洁、干燥的操作台面上。 | |
| 5．撕开消毒指示胶带，按原折顺序逐层打开无菌包。 | • 注意手不可触及包布内面。 |
| 6．用无菌持物钳夹取所需物品，放在准备好的无菌区内。 | |
| 7．如无菌包内物品未用完，按原折痕包好，注明开包日期及时间。 | • 打开的无菌包有效期为24小时。 |
| 8．如需将无菌包内物品全部取出，可将无菌包托在手上打开，另一手将无菌包布四角抓住，稳妥地将无菌包内物品放在无菌区内。 | |
| 9．折叠包皮置于操作台下层。 | |

6．铺无菌盘

● 目的

放置无菌物品，以供护理治疗之用。

● 用物

无菌持物钳、镊子罐、无菌包（内盛治疗巾）、无菌容器（内盛无菌物品）、治疗盘、纸条、笔等。

● 程序

| 步 骤 | 重点说明 |
|---|---|
| 1. 洗手，戴口罩。 | |
| 2. 根据操作目的准备环境及用物。 | |
| 3. 清洁、干燥治疗盘。 | • 避免无菌巾潮湿。 |
| 4. 打开无菌包，用无菌持物钳取出无菌巾一块，放在治疗盘内。 | |
| 5. 双手捏住无菌巾上层两角的外面抖开，双折铺于治疗盘内。 | • 不可触及衣袖及其他非无菌物品。 |
| 6. 上层扇形折叠，开口边向外。 | • 操作时不可跨越无菌区。 |
| 7. 放入无菌物品后，展开扇形折叠层，盖住无菌物品，上下层边缘对齐，开口处向上折两次，两侧边缘分别向下折一次。 | • 覆盖无菌巾时要对准边缘，一次盖好，避免污染。 |
| 8. 注明铺盘日期及时间。 | • 无菌盘有效期为4小时。 |

7. 取用无菌溶液

● 目的

供换药、护理治疗操作用。

● 用物

无菌溶液（丁基胶塞）、无菌止血钳、单包装无菌瓶盖、弯盘、盛放无菌溶液的容器、治疗盘、消毒棉签、消毒液、笔等。

● 程序

| 步　　骤 | 重点说明 |
| --- | --- |
| 1．洗手，戴口罩。<br>2．根据操作目的准备环境及用物。<br>3．清洁瓶外的灰尘，检查名称、有效期、瓶盖有无松动、有无破损及溶液性状。<br>4．打开瓶口铝封，消毒瓶盖及容器颈部，用无菌止血钳将丁基胶塞取下。 | |
| 5．瓶子标签朝向掌心，倒出少量溶液于弯盘中，再由原处倒出溶液于无菌容器中。 | • 倒取溶液时，手不可触及瓶口。<br>• 不可直接伸入无菌溶液瓶内蘸取或直接接触瓶口倒液。<br>• 已倒出的无菌溶液不可再倒回。 |
| 6．倒毕，打开单包装无菌瓶盖，盖在瓶上。 | • 开瓶后不可长时间暴露于空气中，倒液后立即盖好瓶盖，以防污染。 |
| 7．在无菌溶液瓶上标明开启日期及时间，放于固定位置。<br>8．整理用物，洗手。 | • 开启的无菌溶液 24 小时内有效。 |

8．穿脱隔离衣

● 目的

（1）保护工作人员和患者。

（2）避免交叉感染。

（3）避免无菌物品或无菌区域被污染。

● 用物

隔离衣、口罩、手套等。

● 程序

| 步　　骤 | 重点说明 |
|---|---|
| **穿隔离衣** | |
| 1. 戴好口罩及帽子，取下手表，卷袖过肘（冬季卷过前臂中部即可）。 | |
| 2. 手持衣领取下隔离衣，清洁面朝自己。 | • 有破洞或潮湿的隔离衣应立即更换。 |
| 3. 将衣领两端向外折齐，对齐肩缝，露出袖子内口。 | |
| 4. 右手持衣领，左手伸入袖内；右手将衣领向上拉，盖住肩膀并使左手露出。 | • 隔离衣须全部覆盖工作衣。 |
| 5. 左手持衣领，右手伸入袖内，同法穿好。 | |
| 6. 举双手将颈部带子系好。 | • 注意勿触及面部。 |
| 7. 扎好袖口（此时手已污染），松腰带活结。 | |
| 8. 将隔离衣一边约在腰下 5cm 处渐向前拉，直到见边缘，捏住；同法捏住另一侧边缘。 | • 注意手勿触及隔离衣内面。 |
| 9. 双手在背后将边缘对齐，向一侧折叠，一手按住折叠处，另一手将腰带拉至背后压住折叠处，将腰带在背后交叉，回到前面系好。 | • 穿隔离衣后，只限在规定区域内进行工作，不允许进入清洁区。 |
| **脱隔离衣** | |
| 1. 解开腰带，在前面打一活结。 | |
| 2. 解开两袖口，在肘部将部分袖子套塞入袖内，便于消毒双手。 | |
| 3. 消毒清洗双手后，解开领扣，右手伸入左手腕部套袖内，拉下袖子过手；用遮盖着的左手握住右手隔离衣袖子的外面，将右侧袖子拉下，双手转换渐从袖管中退出。 | |

续　表

| 步　　骤 | 重点说明 |
| --- | --- |
| 4. 用左手自衣内握住双肩肩缝撤右手，再用右手握住衣领外面反折，脱出左手。 | |
| 5. 左手握住领子，右手将隔离衣两边对齐，挂在衣钩上。 | • 若挂在非污染区，隔离衣的清洁面向外，挂在污染区，则污染面朝外。 |
| 6. 不再使用的隔离衣清洁面向外，卷好后投入污染袋中。 | • 隔离衣应每天更换。接触不同病种患者时应更换隔离衣。 |
| 7. 彻底清洗双手。 | |

## 二、无菌与隔离技术相关理论问答

1. 护士操作前后如何正确洗手？

答：洗手前先取下手表，将衣袖卷至肘部，取肥皂或适量皂液涂抹于双手上，按照前臂、腕部、手背、手掌、手指、指缝、指甲顺序以环形动作用力搓揉产生泡沫，注意不遗留拇指、小指的侧面和指关节背面、指甲下面，搓揉时间为 10～15 秒，然后用流水冲净，冲洗时污水应从前臂流向指尖，洗毕用纸巾或小毛巾擦干。

2. 何谓无菌技术？

答：无菌技术是指在执行医疗、护理操作中，防止一切微生物侵入人体和防止无菌物品、无菌区域被污染的操作技术。

3. 何谓无菌物品？

答：经过灭菌处理后未被污染的物品。

4. 何谓无菌区域？

答：经过灭菌处理未被污染的区域。

5. 无菌技术操作原则是什么？

答：（1）环境：宽敞、清洁，无菌操作前30分钟通风，停止清扫，减少走动降低室内空气尘埃。

（2）操作者：剪短指甲、洗手、戴好帽子、口罩，必要时戴无菌手套。

（3）物品保管：①无菌物品与非无菌物品分别放置；②无菌物品必须存放在无菌容器内，无菌容器外（或无菌包外）注明物品名称、灭菌时间、按有效期先后顺序放置；③无菌包过期、受潮应重新灭菌。

（4）取无菌物：①面向无菌区，用无菌持物钳取无菌物品；②手臂保持在腰以上水平，不可跨越无菌区；③无菌物品一经取出，不可再放回容器内。

（5）保持无菌：①操作时，非无菌物品不可跨越无菌区；②不可面对无菌区讲话、咳嗽、打喷嚏；③无菌包被打湿或无菌物品疑为污染，不可再用。

（6）一物一人：一套无菌物品，仅供一人使用，防止交叉感染。

6. 使用化学消毒剂原则是什么？

答：①根据物品的性能和病原体的特点选择适合的消毒剂；②严格掌握消毒剂的有效浓度、消毒时间和使用方法；③所消毒的物品预先应洗净、擦干，并将物品全部浸泡于消毒液中，将物品的轴节、套盖全部打开；④为确保消毒液的有效浓度，容器应加盖，并定期检测浓度，及时调整更换；⑤使用浸泡过的物品应先用无菌生理盐水冲洗，气体消毒后的物品，应待气体散发后再使用，以免药液刺激组织。

7．护士在执行护理工作中佩戴口罩的目的是什么？注意事项有哪些？

答：目的：保护患者和工作人员，避免相互感染，防止飞沫污染无菌物品和清洁食物等。

注意事项：①口罩规格应为宽 14cm，长 16～18cm 的 8～12 层纱布缝制；②口罩应完全遮住口鼻，不可用污染的手触摸口罩；③口罩用完后应立即取下，将污染面向内折叠放入小塑料袋内存放，不应挂在胸前；④一次性口罩取下后弃于污物桶内，使用不超过 4 小时；⑤口罩潮湿后，病原微生物容易透入，应立即更换。

8．无菌物品保存期限有哪些？

答：铺好的无菌盘有效期为 4 小时。

无菌包有效期：一周（5 月 1 日～9 月 30 日），两周（10 月 1 日～4 月 30 日）。

开启的无菌物品或无菌溶液 24 小时有效。

9．使用无菌持物钳过程中注意事项有哪些？

答：①取放无菌持物钳时，钳端闭合向下，不可触及容器口；②如需取远处物品，应将持物钳、罐一起搬移至近处；③无菌持物钳禁止夹取油纱、换药；④无菌持物钳及罐每日更换、灭菌。

10．倒取无菌液体过程中注意事项有哪些？

答：①取用无菌液体应检查：瓶签、有效期、瓶体有无裂缝、瓶盖有无松动及溶液性状；②倒取溶液：标签握于手心、手不可触及瓶口及瓶盖内面，先倒少许冲洗瓶口，将液体从原口倒入无菌容器内；③不可将无菌物品或非无菌物品伸入无菌溶液瓶内蘸取或直接接触瓶口倒液；④注明开启日期、时间。

11．使用无菌包过程中的注意事项有哪些？

答：①查看无菌包名称、灭菌日期、消毒指示带及外包装；②开包时注意手不可触及包布的内面；③使用无菌钳取出无菌物品；④未用完物品按原折痕包裹并注明打开日期及时间。

12．铺无菌盘过程中的注意事项有哪些？

答：①治疗盘必须保持清洁、干燥，无菌巾避免潮湿；②衣袖及其他非无菌物品不可触及治疗盘中的无菌面；③覆盖无菌巾时要对准边缘，一次盖好。

13．戴无菌手套时注意事项有哪些？

答：①未戴手套的手不可触及手套外面，戴好手套的手则不可触及未戴手套的手及手套里面；②发现手套破裂或污染，应立即更换；③滑石粉不可洒落在手套及无菌区。

14．使用无菌容器注意事项有哪些？

答：①无菌容器不可任意翻转；②开盖内面向上，避免非无菌物品接触；③手不可跨越打开的无菌容器；④容器盖及时盖严，避免容器内无菌物品在空气中暴露过久；⑤取出的无菌容器，手不可触及边缘及内面。

15．隔离区域如何划分？

答：分为清洁区、半污染区、污染区。

16．清洁区、半污染区、污染区的定义是什么？

答：清洁区：凡未与患者直接接触，未被病原体污染的区域为清洁区。包括医护办公室、治疗室、配膳食、值班室等工作人员使用的场所。

半污染区：凡有可能被病原体污染的地方为半污染区。包括病区走廊、化验室等。

污染区：凡与患者接触，被病原体污染的地方是污染区。包括病室、厕所、浴室等。

17. 何谓隔离？隔离的种类有哪些？

答：将传染源传播者（任何传染病带菌者）和高度易感人群安置在指定地方，暂时避免和周围人群接触，对前者采取传染源隔离，防止传染病原体向外传播，对后者采取保护性隔离，保护高度易感人群免受感染。

隔离的种类有：严密隔离、呼吸道隔离、消化道隔离、接触隔离、昆虫隔离、保护性隔离等。

18. 甲型肝炎、严重烧伤、乙型脑炎、肺结核、破伤风、鼠疫等患者应采取何种隔离措施？

答：甲型肝炎——消化道隔离　破伤风——接触隔离
严重烧伤——保护性隔离　肺结核——呼吸道隔离
乙型脑炎——昆虫隔离　鼠疫——严密隔离

19. 患者在什么状况下需采取保护性隔离措施？

答：抵抗力特别低下或易感染的患者，如长期使用免疫抑制剂者，严重烧伤患者、早产婴儿、血液病患者、器官移植患者需采取保护性隔离。

20. 何谓终末消毒？

答：对转科、出院或死亡患者的病室、用物和医疗器械的消毒。

21. 穿、脱隔离衣时注意事项有哪些？

答：①隔离衣长短要合适，穿着后应全部遮盖工作服；②保持衣领清洁，系领口时污染的袖口不可触及衣领、面部和帽子；③穿隔离衣后不得进入清洁区；④隔离衣应每日更换，如有潮湿、污染，及时更换。

# 第六章 营 养

## Nutrition

### 一、辅助营养技术

1．鼻饲法

● 目的

协助不能经口进食的患者，由胃管提供营养及药物。

● 用物

治疗盘内放胃管、20ml 注射器、纱布、石蜡油、压舌板、棉签、治疗巾、胶布、听诊器，一次性手套、温开水一杯、鼻饲饮食一份。

● 程序

| 步 骤 | 重点说明 |
|---|---|
| **胃管插入法** | |
| 1．核对医嘱，评估患者，做好解释。 | • 减少恐惧，取得合作。 |
| 2．洗手、戴口罩。 | |
| 3．备齐用物携至患者床旁，核对患者。 | |
| 4．协助患者取坐位或平卧位。 | |
| 5．患者颌下铺治疗巾。 | |
| 6．棉棍清洁鼻腔，准备胶布。 | |
| 7．打开胃管外包装，纱布倒石蜡油，备好注射器。 | |

续　表

| 步　　骤 | 重点说明 |
| --- | --- |
| 8．戴手套，测量胃管插入长度，润滑胃管前端15～20cm。 | • 插入胃管长度：发际至剑突或由鼻尖经耳垂至剑突。 |
| 9．选择通气鼻孔，胃管插入14～16cm处（咽喉部），嘱患者做吞咽动作。 | • 如发生呛咳等情况，表示误入气管，应立即拔出，休息片刻后重插。<br>• 昏迷患者，将下颌靠近胸骨柄，便于插入。 |
| 10．将胃管缓慢插入所需长度（约50cm）。 | • 判断胃管位置的方法：①胃管连接注射器，回抽胃液；②将听诊器放在胃部，用注射器注入10～20 ml空气，听有无气过水声；③胃管末端放入水中，观察是否有气泡溢出。 |
| 11．胃管固定于鼻翼及面颊部。 | • 避免脱落。 |
| 12．盖好胃管末端塞子，固定于患者枕旁。 | • 预防胃胀气或胃液流出。 |
| 13．整理用物，洗手。 | |
| 14．记录插胃管时间及患者反应。 | |
| **注入流质食物** | |
| 1．核对医嘱及饮食单。向患者做好解释。 | • 确认鼻饲液及灌注量。 |
| 2．洗手，戴口罩。准备用物。 | |
| 3．协助患者取半坐位或右侧卧位。 | • 帮助胃排空，并预防肺吸入。 |
| 4．将鼻饲液倒入胃肠营养袋内，挂输液架上，排气。 | |
| 5．将治疗巾或毛巾铺于患者胸前。 | |
| 6．打开胃管末端，连接注射器。 | |

续　表

| 步　　骤 | 重点说明 |
| --- | --- |
| 7. 回抽，见胃内容物。 | • 确认胃管在胃内。 |
| 8. 连接胃管与胃肠营养袋，调整滴速。 | • 了解患者消化程度，调节灌入量。 |
| （1）温度：38～40℃ | • 过热损伤胃粘膜，过冷引起胃痉挛。 |
| （2）高度：液面距胃距离 30～45cm | • 根据鼻饲液粘稠度调节高度。 |
| （3）鼻饲量：250～300ml<br>（4）注入时间：15～20 分钟 | • 每次不超过 300ml，间隔时间大于 2 小时。 |
| 9. 灌食后，注入适量温开水冲洗胃管。 | • 避免食物存积管腔中变质。 |
| 10. 将胃管末端塞子盖严，固定于患者枕旁。 | |
| 11. 清理用物，协助患者取舒适卧位。 | |
| 12. 洗手。 | |
| 13. 记录患者反应及鼻饲量。 | |
| **拔除胃管** | |
| 1. 核对医嘱，向患者解释，准备用物。 | |
| 2. 抬高床头取半坐卧位。 | |
| 3. 戴手套。 | |
| 4. 揭去胶布，用纱布包裹近鼻孔处的胃管，迅速拔出胃管并盘绕在纱布中。 | • 快速拔出可减少胃部不适。 |
| 5. 脱去手套。 | |
| 6. 清洁患者口鼻及面颊。 | • 必要时用汽油擦拭胶布痕迹。 |
| 7. 协助患者取舒适卧位。 | |
| 8. 整理用物，洗手。 | |
| 9. 记录拔胃管时间及患者反应。 | |

2．胃、空肠造瘘灌注法

● 目的

（1）协助不能由口摄取水分及营养的患者，将流质饮食、药物经胃造瘘口灌入胃中，使其能获得足够的水分、营养及达到治疗效果。

（2）为患食管癌、胃癌、胃（十二指肠）损伤等疾病而做空肠造瘘的患者供给或补充足够的养分及治疗。

● 用物

治疗盘、治疗巾、胃肠营养袋及流质饮食、温开水、50ml 注射器、尺子、输液架及标签等。

● 程序

| 步　　骤 | 重点说明 |
|---|---|
| 1．洗手，戴口罩。 | |
| 2．准备用物至患者床旁。 | |
| 3．向患者及家属做好解释。 | |
| 4．协助患者采取半坐卧位。 | |
| 5．将胃肠营养液袋挂于输液架上，贴好标签。 | • 胃肠营养液不能与静脉液体挂在同一输液架上。 |
| 6．铺治疗巾于患者造瘘导管下方。 | |
| 7．用尺子测量造瘘导管末端至造口的距离。 | • 40～50cm。 |
| 8．将造瘘导管放低，用空针抽温水 20～50ml 冲洗管路。 | • 评估造瘘插管有无脱出或堵塞。 |
| 9．将胃肠营养袋输出管放低，排净空气，与造瘘插管连接。 | |
| 10．调整营养液输入速度。 | • 灌食量、速度、浓度依医嘱而定。温度以 38～40℃为宜。 |

续　表

| 步　　骤 | 重点说明 |
| --- | --- |
| 11. 灌食结束后夹闭造瘘插管，将30～50ml温水加入胃肠营养袋中或用空针抽取30～50ml温水冲入造瘘导管内，使导管内的食物残渣完全流入胃或空肠内。<br>12. 提高导管取下胃肠营养袋，并将造瘘导管用封盖盖紧，用纱布包裹，固定在适当位置。<br>13. 整理用物。<br>14. 洗手。<br>15. 记录患者反应及灌食量。 | • 灌食过程中若患者感到腹胀、恶心或腹部绞痛等不适，立即停止灌注。<br>• 若造瘘管不通畅、脱出或有食物从造瘘口渗出，立即通知医生处理。<br>• 避免造瘘导管堵塞及残存食物腐败。 |

3．鼻饲泵的使用

● 目的

以固定的速度将流质饮食输送至胃（肠道），维持持续性饮食供应。

● 用物

护理车上备：胃肠营养袋、流质饮食、鼻饲泵，输液架、电源插座等。

● 程序

| 步 骤 | 重点说明 |
|---|---|
| 1. 洗手。<br>2. 准备用物至患者床旁。<br>3. 向患者做好解释。 | • 了解患者主诉，若患者反映胃肠有不适症状，及时向医生汇报。 |
| 4. 将流食倒入胃肠营养袋内，排气后夹闭。<br>5. 将胃肠营养袋输入管与胃（肠）导管连接。<br>6. 将鼻饲泵安装在输液架上，接通电源。<br>7. 将胃肠营养袋输入管装入鼻饲泵内。<br>8. 遵照医嘱设定输入速度。<br>9. 打开鼻饲泵及胃肠营养袋开关，输入流食。 | |
| 10. 若发现报警及时处理。 | • 定时巡视，观察患者反应。 |
| 11. 灌入完毕，关闭水止及电源，整理用物。<br>12. 洗手。<br>13. 记录。 | • 鼻饲泵擦拭干净备用。 |

4. 胃管护理法

● 目的

（1）预防鼻粘膜及胃粘膜因压迫而受损。

（2）保持鼻腔清洁，增进舒适。

● 用物

护理车上备：棉签、生理盐水或温开水、胶布、汽油、弯盘等。

● 程序

| 步 骤 | 重点说明 |
| --- | --- |
| 1. 洗手。 | |
| 2. 准备用物至患者床旁。 | |
| 3. 向患者做好解释。 | |
| 4. 准备胶布2条。 | |
| 5. 一手固定胃管，一手轻轻将胶布摘除。 | • 预防胃管因牵拉脱出。 |
| 6. 一手仍固定胃管，另一手： | |
| (1) 用棉签蘸汽油除去胃管及鼻梁部胶布痕迹。 | • 避免胶布痕迹刺激皮肤。 |
| (2) 用棉签蘸生理盐水或温开水清洁鼻腔及鼻梁部皮肤。 | • 保持鼻腔、皮肤清洁及舒适。 |
| 7. 将胃管固定方向略加旋转。 | • 避免鼻腔及鼻粘膜局部长期受压。 |
| 8. 检查胃管固定长度是否合适。 | • 确认胃管有无脱出。 |
| 9. 重新固定胃管。 | |
| 10. 给予口腔护理。 | • 保持口腔清洁及预防感染。 |
| 11. 整理用物。 | |
| 12. 洗手。 | |
| 13. 记录：胃管刻度、口鼻周围皮肤状况及患者反应。 | |

5. 全胃肠外营养法（TPN）

● 目的

(1) 用于因胃肠道手术或疾病而不能经口进食者补充营养。

(2) 连续输液以达到对糖类、蛋白质酵化物的最大利用，提供患者所需热量。

● 用物

护理车上备：无菌棉签、安尔碘或（2.5%碘酒、75%酒精）、胶布、输液泵及泵管、输液架及根据医嘱准备 TPN 溶液。

● 程序

| 步　　骤 | 重点说明 |
| --- | --- |
| 1. 洗手，戴口罩。 | • 评估营养供给量是否正确、适当。 |
| 2. 配置 TPN 溶液： | |
| (1) 按医嘱备齐配置 TPN 溶液的各种药液。 | • TPN 溶液应避免阳光直接照射。 |
| (2) 用安尔碘或 2.5%碘酒、75%酒精消毒各种药、液瓶口。 | |
| (3) 按医嘱调配溶液浓度及加药。 | |
| (4) 将 TPN 溶液摇匀。 | |
| 3. 准备用物至患者床旁。 | |
| 4. 核对患者并做好解释。 | |
| 5. 安装输液泵于输液架上。 | |
| 6. 将 TPN 溶液连接输液泵管，排气后与中心静脉插管连接、固定。 | • 避免使用周围静脉，以免引起静脉炎，且影响液体输入。 |
| 7. 开放输液泵管，调整滴速。 | • 再次核对。 |
| 8. 将泵管安装在输液泵上，根据医嘱设定流速。 | • 每 30~60 分钟观察一次流速。 |
| (1) 每班记录输入量、尿量，每日测量体重。 | • 其他药物（包括抗生素）应从另外的静脉通路输入。 |
| (2) 依医嘱测量尿糖、血糖及电解质。 | • 穿刺部位若有污染则随时换药。<br>• 若输液管被污染，立即更换。 |
| (3) 中心静脉插管处每日消毒换药。 | • 观察有无体温变化、心悸、恶心、头痛等症状。 |
| (4) 每 24 小时更换输液泵管。 | |

续　表

| 步　　骤 | 重点说明 |
| --- | --- |
| 9．巡视患者。 | • 若有肩痛、插管处烧灼感、颈部或脸部明显水肿，可能出现中心静脉导管渗漏，需及时处理。 |
| 10．整理用物，洗手。<br>11．记录。 | • 若拔除中心静脉导管，常规做导管尖端细菌培养。 |

## 二、辅助营养技术相关理论问答

1．何谓鼻饲法？

答：将胃管经一侧鼻腔插入胃内，从管内灌注流质、食物、水和药物的方法。

2．经胃管给药时注意事项有哪些？

答：①先将固体药物充分研碎溶解后方可灌入；②将各类药物分别溶解注入，每注入一种药物后即用5ml温开水冲洗一次，不可将药物和食物混合后注入；③注意药物间的配伍禁忌；④最后再灌入少量温开水冲洗管道。

3．鼻饲前护士应做哪些方面的护理评估？

答：评估患者年龄、病情、意识状态，对鼻饲耐受与合作的程度及患者对鼻饲操作方法理解水平、心理承受能力和反应，以便有针对性地做好解释工作及操作中的配合指导。

4．何谓鼻饲的目的、适应证及禁忌证？

答：目的：对不能由口腔进食者，通过胃管供给患者蛋白质、水、药物、和热能。

适应证：不能由口进食、昏迷、口腔疾患及口腔手术或不能张口者；拒绝进食者；早产婴儿和病情危重的婴幼儿。

禁忌证：鼻腔有异物者；呼吸功能不良者；食管静脉曲张者。

5．鼻饲患者为何每日要进行口腔护理？

答：因鼻饲患者从口腔进食、水，口腔的咀嚼、刷牙、漱口等活动减少，加上疾病的影响，抵抗力下降，细菌较易在口腔内繁殖引起口臭、炎症、溃疡等并发症，因此必须每日做口腔护理，同时还可通过口腔护理观察患者口腔粘膜变化、特殊口腔气味，及时发现病情变化。

6．如何验证胃管是否在胃内？

答：共有两种方法：

（1）注射器直接抽吸，如有胃液抽出即可确定胃管在胃内。

（2）用注射器从胃管内注入 10ml 空气，同时将听诊器放在胃部，如能听到气过水声即可确定胃管在胃内。

7．鼻饲的并发症有哪些？

答：①腹泻；②胃食管反流、误吸；③便秘；④鼻、咽、食道粘膜损伤和出血；⑤胃出血；⑥胃潴留；⑦呼吸心脏骤停；⑧血糖紊乱；⑨水电解质紊乱；⑩食管狭窄。

8．记录患者 24 小时出入量包括哪些内容？

答：24 小时入量包括：饮水量、水果及食物中所含水量、静脉输液量和输血量。

24 小时出量包括：尿量、粪便量、各种造瘘引流量，患者呕吐物量等。

9．插胃管过程中患者出现恶心呕吐、插管不畅、胃管盘曲、呛咳应怎样处理？

答：在插管过程中如出现恶心、呕吐时应停止操作，指导患者深呼吸，待症状平稳后再重新操作，插至咽喉部位时要指导患者做吞咽动作，迅速将胃管插入。如出现插管不畅、胃管盘曲时及时检查胃管是否盘在口中，如果盘在口中应拔出重插；插管过程中出现呛咳、呼吸困难等提示胃管有可能误入气管应立即拔出，待患者休息后重新置管。

10. 如何提高为昏迷患者插胃管的成功率?

答：昏迷患者因吞咽及咳嗽反射消失，操作过程中不能合作。为提高插管的成功率，插管时应先将患者头后仰，当胃管插至会厌部（约15cm）时，将患者头部托起使下颌尽量靠近胸骨柄以增大咽喉部通道的弧度，便于胃管端沿咽后壁滑行，之后插入预定长度。

11. 何谓全胃肠外营养疗法?

答：是指当患者经肠营养不能、不可或不适时，完全由静脉滴注能量基质及其他营养素以满足代谢需要的营养支持，使患者在禁食的情况下，维持机体正氮平衡，预防和纠正热量及蛋白质缺乏所致的营养不良，增强患者对严重创伤的耐受力，加速伤口的愈合，促进患者康复及婴幼儿的生长发育。

12. 如何选择临床营养疗法的途径?

答：临床营养疗法的途径要根据患者的具体情况而定。

(1) 胃肠道功能有效与否是选择肠内营养或肠外营养的标准，若胃肠道有功能就选择肠内营养，反之就选择肠外营养。

(2) 使用肠外营养时，如果进行短期营养支持，应选择周围静脉营养，如进行长期肠外营养支持，应选择中心静脉营养。

(3) 选用一段时间肠外营养后，根据患者的情况可逐步过度到肠内营养。

(4) 肠内营养和肠外营养不是互相竞争，而是互为补充。

13．胃肠外营养治疗的适应证是什么？

答：凡是营养不良或有营养不良的可能，需要维持或加强营养支持而不能从胃肠道摄入或摄入不足的患者。

临床上常见的肠外营养指征有：①术后至少有5天以上不能经口鼻进食或鼻胃管进食者；②短肠综合征；③消化道瘘；④麻痹性肠梗阻；⑤急性胰腺炎；⑥多发性内脏损伤；⑦败血症；⑧大面积烧伤；⑨炎症性肠道疾病；⑩骨髓移植；⑪妊娠剧吐或神经性拒食；⑫接受强力的化疗、放疗后。

14．如何评估患者的营养状况？有效营养评估方法有哪些？

答：提供营养支持前，对患者进行必要的营养状况评估，不仅能了解营养不良的程度，而且能明确所需营养支持的程度。营养评估的方法包括了解患者的病史、饮食史，对患者进行体格检查、人体测量、肌肉功能测试，生化指标及免疫学测试。

主要的几种有效营养评估方法有：测定上臂肌肉周长、肱三头肌皮褶厚度、血浆白蛋白，血浆蛋白质半衰期、总淋巴细胞计数及氮的需要量等。

15．肠外营养有哪些并发症？

答：(1) 置管中的并发症：气胸、空气栓塞、神经损伤、导管移位、心脏并发症、肺及胸膜损伤、动静脉损伤、胸导管及纵隔损伤。

(2) 与导管有关的并发症：败血症、空气栓塞、静脉血栓形成。

(3) 代谢并发症：糖代谢并发症、脂代谢并发症、氨基酸代谢并发症及水、电解质并发症等。

(4) 消化系统并发症：腹痛、腹泻等。

16. 肠外营养最严重的导管并发症是什么？如何预防？

答：肠外营养最严重的导管并发症是败血症。通常是因为细菌从穿刺点沿导管侵入血液，或操作时有可能进入血液循环，或从导管和输液器连接处侵入营养液而进入血液循环所致。

预防：

①在无菌条件下，由有经验的医生进行插管操作；②插管后做皮下隧道 10cm 左右；③定期更换插管部位敷料；④应在超净工作台上配制静脉营养液；⑤更换营养液瓶时注意无菌操作，最好采用 3L 袋；⑥使用一次性营养袋及输注管。

17. 周围静脉营养支持的适应证有哪些？

答：周围静脉营养支持疗程一般不超过 15 天，主要用来改善患者术前和术后的营养状况，主要适用于：①需静脉营养支持时间不是很长者；②中心静脉插管有困难者；③缺乏能做中心静脉插管的专业人员或相应的器械。

18. 周围静脉插管的注意事项有哪些？

答：①尽可能用手背静脉，如失败改用前臂静脉；②采用管腔大的静脉，减少静脉并发症；③选择静脉分叉处穿刺，以避免插管时血管移位；④不要选择紧靠动脉的静脉，以避免形成动静脉瘘；⑤插管不要跨关节，防止导管的弯曲及移位；⑥不主张用下肢静脉，以免因活动减少而诱发血栓形成。

19. 周围静脉营养支持的主要并发症是什么？如何预防？

答：周围静脉营养支持的主要并发症是由于血管壁受到物理或化学刺激所致的血栓性静脉炎。临床表现为皮肤红、热、痛，能触摸到条索状静脉，有的患者有发热症状等。

预防：①严格执行无菌操作；②选择较细的静脉导管；③选择管腔大的静脉穿刺；④牢固固定静脉导管；⑤至少每2天变换一次穿刺部位；⑥尽可能在24小时内结束补液；⑦补液停止后及时拔管，若需要留置导管，应使用肝素帽封管；⑧穿刺时避免血肿；⑨避免滴注高渗液及对静脉有刺激的药物。

20．对胃肠外营养的患者临床上应观察什么？

答：胃肠外营养的患者应观察：患者的全身状况，包括意识、体温、脉搏、呼吸、体重、24小时出入量及营养状况变化，插管部位及导管位置，输入液体的速度，输液泵的工作情况等。

21．肠内营养有哪些特点？

答：①营养物质由门静脉吸收，有利于肝脏蛋白质代谢调节；②在同样热量和氮水平的治疗下，应用肠内营养的患者体重增长和氮储留均优于肠外营养；③肠内营养有利于保持肠道的结构和功能的完整性，防止长期肠外营养所致的肠道粘膜萎缩和胆囊排空障碍，有利于提高机体的免疫力，不易发生细菌移位；④对技术和设备的要求较低，价格低廉，使用安全方便，容易监护。

22．肠内营养的适应证和禁忌证是什么？

答：适应证：考虑给予肠内营养的患者有三种：①严重营养不良患者，表现为体重明显减轻，减轻体重在10%以上，血清白蛋白低于30g/L，肌肉消耗，有时伴有外周低蛋白血症性水肿；②重度营养不良患者，并在近2～4周中膳食摄入量减少；③起初检查是营养状况正常或接近正常，但如果不采用营养支持，其病理过程发展会引起蛋白质和热量不足的患者。以上三种患者只要胃肠道有功能并能通过食物则应考虑肠内营养。

禁忌证：麻痹性肠梗阻、肠梗阻或严重腹腔内感染症应为肠内营养的禁忌证。

23．肠内营养的患者在护理中应注意什么？

答：①采取持续滴注的形式，不应用注射器直接推注；②应从低浓度、慢速度开始，逐渐增加浓度及滴速，浓度最好不超过 25%，滴速每小时不宜超过 120ml，滴速应恒定，避免引起患者恶心、呕吐及腹泻；③营养液温度应控制在 37～40℃之间；④营养液配制好应立即使用，放置不宜超过 24 小时，以免溶液变性，滴注完毕应用 50～100ml 温开水冲洗胃管；⑤应每天更换饮食瓶或袋及管道；⑥对年老体弱、卧床或意识改变的患者，可将患者床头抬高 20～30 度，以减少反流和误吸的可能；⑦注意观察和预防并发症。注意对糖代谢和水电解质及生化指标的监测。

# 第七章　排　泄

## Elimination

### 一、促进排泄护理技术

1. 导尿术

● 目的

(1) 预防尿潴留和消除膀胱胀痛不适。

(2) 收集无菌尿标本，协助诊断。

(3) 腹部及盆腔手术前排空膀胱，以免术中损伤。

(4) 测量余尿，评估膀胱功能。

● 用物

无菌导尿包1个、小橡胶单或一次性尿垫、冲洗壶、温水、持物钳、纱布、便盆，必要时携带屏风。

● 程序

| 步　　骤 | 重点说明 |
| --- | --- |
| **女性导尿术**<br>1. 洗手，戴口罩。<br>2. 备好用物携至床旁。 | • 严格执行无菌技术及消毒制度，防止医源性感染。导尿管一经污染或拔出必须更换。 |
| 3. 向患者解释，取得配合。<br>4. 根据气候关闭门窗，用屏风遮挡患者。 | • 保护患者隐私。 |
| 5. 将便盆放在床旁椅上。<br>6. 协助患者取仰卧位，护士站于患者右侧，松开被尾，露出下肢。 | • 注意患者保暖，避免受凉。 |

续 表

| 步　　骤 | 重点说明 |
|---|---|
| 7. 帮助患者脱去对侧裤腿，盖于近侧腿上，对侧下肢用棉被遮盖。 | |
| 8. 患者两腿屈膝自然分开，暴露外阴。 | |
| 9. 冲洗外阴 | • 能自理者，嘱其清洗外阴。 |
| (1) 将一次性尿垫垫于患者臀下，放好便盆。 | |
| (2) 左手持冲洗壶、右手持持物钳夹纱布，冲洗会阴部及大腿内侧。<br>(3) 冲洗完毕，用干纱布擦干水迹。<br>(4) 撤去便盆。<br>(5) 洗手。 | • 冲洗顺序：<br>a. 阴阜、大阴唇、小阴唇、尿道口、肛门。<br>b. 双侧腹股沟至大腿内侧1/3处。 |
| 10. 在护理车上打开无菌导尿包的外包装，并将外包装袋贴于床旁。 | • 放污物用。 |
| 11. 消毒外阴部： | |
| (1) 将一次性弯盘(内放镊子及络合碘棉球),置于患者两腿间。<br>(2) 左手戴手套。<br>(3) 右手持镊子夹络合碘棉球消毒阴阜和大阴唇。 | • 消毒顺序由上至下、由内向外,每次只用一只棉球。 |
| (4) 以左手分开大阴唇，消毒小阴唇和尿道口。 | • 污染棉球及镊子、手套置床旁袋中。 |
| 12. 将导尿包置于患者两腿间，打开内层包皮。 | • 内包皮不可触及患者会阴部。 |
| 13. 戴无菌手套，铺洞巾。 | • 洞巾和内包皮之间形成无菌区域。 |
| 14. 用石蜡油润滑导尿管前端，以左手拇、示指分开并固定小阴唇，再次消毒尿道口。 | |

续 表

| 步 骤 | 重点说明 |
| --- | --- |
| 15. 右手持血管钳将导尿管轻轻插入尿道，见尿后再插入 1～2cm。 | • 动作轻、慢、稳，以免损伤尿道粘膜。若插入尿道 4～6cm 无尿，需鉴别是否误入阴道。 |
| 16. 松开左手，固定尿管，将尿液引置弯盘内。 | |
| 17. 如需作尿培养，用无菌标本瓶接取。 | • 取中段尿。 |
| 18. 弯盘内尿液盛满后，用止血钳夹闭导尿管末端，交于左手，将尿液倒入便盆内。 | • 导尿量一次勿超过 1000ml，避免膀胱减压过速导致血尿、休克等。 |
| 19. 导尿毕，拔出导尿管放入弯盘内。 | |
| 20. 擦净外阴，脱去手套，撤去洞巾。 | |
| 21. 清理用物，协助患者穿好裤子并取舒适卧位。 | |
| 22. 整理床单位。 | |
| 23. 测量尿量并记录。 | |
| 24. 标本及时送检。 | |
| 25. 洗手。 | |
| **男性导尿术** | |
| 1. 同女性导尿术步骤 1～8。 | • 由男性或两名女性工作人员执行。 |
| 2. 在护理车上打开无菌导尿包的外包装，并将外包装袋贴于床旁。 | |
| 3. 消毒外阴部： | |
| (1) 取一次性尿垫垫于患者臀下。 | |
| (2) 将一次性弯盘(内放镊子及络合碘棉球)，置于患者两腿间。 | |
| (3) 左手戴手套，右手持镊子夹取消毒液棉球，清洗阴茎两次。 | • 每个棉球限用一次。<br>• 污染棉球、用过的血管钳及手套置于床旁袋中。 |

续　表

| 步　　骤 | 重点说明 |
| --- | --- |
| （4）左手持无菌纱布包住阴茎，后推包皮，充分暴露尿道口及冠状沟。<br>（5）严格消毒尿道口、龟头，螺旋向上至冠状沟。最后消毒阴茎背侧及阴囊。<br>（6）在阴茎及阴囊之间垫无菌纱布1块。<br>4. 将导尿包置于患者两腿间，打开内层包皮。 | |
| 5. 戴无菌手套，铺洞巾。<br>6. 滑润导尿管18～20cm。<br>7. 左手提起阴茎60～90°，暴露尿道口，右手持无菌钳夹取消毒液棉球再次消毒。 | • 洞巾和内包皮之间形成无菌区域。 |
| 8. 另换止血钳持导尿管轻轻插入尿道，见尿后再插入1～2cm。<br>9. 当尿液停止流出时，用手轻轻按摩膀胱。<br>10. 余同女性导尿术步骤19～25。 | • 动作要轻。若遇有阻力，可嘱患者张口作深呼吸，再徐徐插入，切忌暴力。 |

2. 留置导尿法

● 目的

（1）用于截瘫所致尿潴留或尿失禁患者，保护会阴部皮肤清洁干燥。

（2）腹腔及骨盆手术前准备，危重患者的抢救，观察、监测肾功能。

（3）减少伤口感染：肛门、会阴等部位手术后。

● 用物

除导尿用物外，另准备备皮盘、无菌引流袋、胶布、安全别针。

● 程序

| 步　骤 | 重点说明 |
| --- | --- |
| 1. 洗手，戴口罩。 | |
| 2. 备好用物至患者床旁，向患者做好解释，取得配合。 | |
| 3. 根据气候关闭门窗，遮挡患者。 | • 保暖并保护患者隐私。 |
| 4. 护士立于患者右侧，松开被尾，脱去对侧裤腿，盖于近侧腿上，对侧下肢用棉被遮盖。 | |
| 5. 剃去阴毛,并将局部皮肤擦洗干净。 | |
| 6. 外阴部冲洗、消毒过程分别见女患者导尿术步骤 9～11 及男患者导尿术步骤 2～3。 | • 自理的患者可自行完成冲洗过程。 |
| 7. 将导尿包置于患者双腿之间，打开导尿包内包皮。 | • 洞巾和导尿包内包皮之间形成无菌区域。 |
| 8. 将留置尿袋去掉外包装，置于无菌区域内。 | • 一次性导尿包提供尿袋。 |
| 9. 戴无菌手套，铺洞巾。 | |
| 10. 灭菌注射器抽 10ml 生理盐水备用。 | |
| 11. 用石蜡油润滑导尿管前端：<br>（1）女患者：护士以左手拇、示指分开小阴唇，右手持血管钳夹络合碘棉球再次消毒尿道口。右手换血管钳持导尿管轻轻插入尿道 4～6cm 左右可见尿液流出。 | • 润滑导尿管 4～5cm。 |

续　表

| 步　　骤 | 重点说明 |
| --- | --- |
| (2) 男患者：护理人员左手提起阴茎 60 ~ 90°，暴露尿道口，右手持无菌钳夹取消毒液棉球再次消毒。另换止血钳持导尿管轻轻插入尿道 18 ~ 20cm 左右可见尿液流出。 | • 润滑导尿管 18 ~ 20cm。 |
| 12. 见尿后，再继续将导尿管插入 2 ~ 3cm。 | |
| 13. 以左手固定导尿管，右手取抽好灭菌盐水的注射器灌充气囊。 | |
| 14. 轻轻的往外拉导尿管,确定气囊顶住膀胱出口,导尿管不会脱出。 | • 避免气囊压迫膀胱出口。 |
| 15. 导尿管接上无菌引流袋，以低于膀胱的高度引流尿液。 | • 固定时需在尿道口与大腿间留足够长度,利于活动。 |
| 16. 去除洞巾并擦干患者外阴部。 | |
| 17. 协助患者穿好衣裤,选择适宜体位。 | |
| 18. 整理用物，回护士站。 | |
| 19. 洗手。 | |
| 20. 记录：尿液量、颜色、性质、患者情况及导尿时间等。 | **注意事项：**<br>• 严格执行无菌技术操作。<br>• 操作过程中，密切观察患者反应。<br>• 膀胱过度膨胀时第一次放尿不宜超过 1000 ml。<br>• 每日观察尿液的量及性质，认真记录24 小时尿量。<br>• 留置导尿管的患者应每日进行会阴冲洗、清洁尿道口，防止感染。<br>• 观察引流物，判断有无炎症表现。 |

续　表

| 步　　骤 | 重点说明 |
|---|---|
| **留置导尿管的护理**<br>1. 会阴冲洗：<br>女患者：<br>（1）带上手套，左手的拇、示指分开阴唇。右手持无菌钳夹取消毒液棉球由上向下消毒阴唇、尿道口及导尿管。<br>（2）再用生理盐水棉球同上法清洁一次。<br>男患者：<br>（1）戴上手套，一手用纱布包住阴茎回缩包皮，一手持无菌钳夹取消毒液棉球消毒尿道口、龟头至冠状沟。<br>（2）再用生理盐水棉球同上法清洁一次。<br>2. 拉紧导尿管，用消毒液棉球由内向外做环形消毒，并消毒导尿管约 10cm 长。<br>3. 检查导尿管、引流管并适当固定。<br>4. 脱下手套置于医用垃圾袋内。<br>5. 协助患者穿衣，整理患者床单位。 | • 患者可携带留置尿袋移动，但必须保持尿袋低于耻骨联合，防止尿液逆流而发生逆行感染。 |
| 6. 整理用物，回护士站。<br>7. 洗手。<br>8. 记录：患者反应、尿道口情况、尿液引流情况等。<br>**膀胱训练**<br>1. 核对医嘱。 | |

续　表

| 步　　骤 | 重点说明 |
| --- | --- |
| 2．向患者说明膀胱训练的目的和方法。 | • 以取得配合。 |
| 3．夹闭尿袋引流管。 | • 使膀胱达到蓄尿的目的。 |
| 4．每2小时开放10～15分钟，反复数次，若患者适应较好，则进一步延长时间。 | • 观察、评估患者尿量，必要时记录。 |
| 5．每4小时开放尿管10～15分钟。 | • 若未达到4小时，患者即有膀胱胀感，则予放尿，重新计时。<br>• 若患者尿量减少且颜色加深，嘱患者多饮水。 |
| 6．晚10点后，开放尿管不进行训练。 | • 避免影响患者休息。 |
| 7．次日清晨6点开始重新训练。 | |
| 8．洗手。 | |
| 9．记录。 | |
| **拔除留置尿管** | |
| 1．将尿袋内的尿液全部倒空。 | |
| 2．松开固定尿袋的安全别针。 | |
| 3．用注射器抽出导尿管气囊内的空气或液体。 | • 避免发生尿道损伤。 |
| 4．缓慢将导尿管拔出，置于医用垃圾袋中。 | |
| 5．清洁会阴部并擦干。 | |
| 6．协助患者穿好衣服。 | |
| 7．整理用物，分类处理。 | |
| 8．洗手。 | |
| 9．记录。 | • 记录拔除时间、尿道口情况、拔管后小便自解时间及尿量等。 |

3．肛管排气法

● 目的

排出肠内气体，减轻腹胀。

● 用物

肛管、引流瓶、引流管、润滑油、胶布、手套、橡皮布或一次性尿垫、屏风等。

● 程序

| 步　　骤 | 重点说明 |
|---|---|
| 1. 洗手。 | |
| 2. 准备用物至患者床旁。 | |
| 3. 向患者做好解释。 | |
| 4. 屏风遮挡患者。 | • 保护患者隐私。 |
| 5. 协助患者左侧卧位，露出肛门。 | |
| 6. 将橡皮布或一次性尿垫垫于患者臀下。 | |
| 7. 戴手套。 | |
| 8. 润滑肛管前端约 10cm。 | • 减轻摩擦，缓解患者痛苦。 |
| 9. 左手示指与大拇指扒开臀部，露出肛门，以利于肛管插入。 | |
| 10. 嘱患者张口深呼吸，将肛管缓缓插入约 10cm。 | • 分散患者注意力，如患者感觉疼痛或遇有阻力时，应停止插入，并告知医生处理。 |
| 11. 胶布固定肛管，防止脱出。 | |
| 12. 引流管连接肛管，末端置于装有少量水的引流瓶中。 | • 观察是否有气体排出。 |
| 13. 协助患者恢复舒适卧位。 | • 根据患者需要决定保留时间，一般 20～30 分钟拔除肛管，以免过分刺激直肠。 |
| 14. 将肛管摆放好，保持通畅。 | |
| 15. 整理用物。 | |
| 16. 洗手。 | |
| 17. 记录。 | • 评估患者腹胀是否得到改善。 |

4．大量不保留灌肠法

● 目的

（1）软化粪便，刺激肠蠕动，解除便秘、肠胀气。

（2）清洁肠道，为肠道手术、检查或分娩做准备。

（3）稀释并清除肠道内的有害物质，减轻中毒。

（4）灌入低温液体，为高热患者降温。

● 用物

灌肠盘、灌肠筒一套（或一次性灌肠器）、灌肠溶液（温度 39～41℃）肛管、弯盘、血管钳、凡士林油、棉签、卫生纸、橡皮中单、水温计、输液架、屏风。

常用溶液：0.1%～0.2%肥皂水、生理盐水。

● 程序

| 步　　骤 | 重点说明 |
|---|---|
| 1．洗手，戴口罩。 | |
| 2．备齐用物携至患者床旁，核对后向患者讲解操作的目的及注意事项。 | • 取得患者的合作。 |
| 3．依据季节关闭门窗，屏风遮挡患者。 | • 注意保暖，保护患者隐私。 |
| 4．协助患者左侧卧位，双膝屈曲，身体移向床边，脱下裤子，暴露臀部。 | |
| 5．患者臀下铺橡皮中单，弯盘置于肛门处。 | |
| 6．灌肠筒挂于输液架上，调节高度，使液面距肛门的距离为 40～60cm。 | |

续 表

| 步　　骤 | 重点说明 |
|---|---|
| 7. 将肛管连接好，在肛管前端涂抹少量凡士林油，排气，用血管钳夹住肛管，挂在输液架上备用。 | • 插入时减轻摩擦，缓解患者痛苦。 |
| 8. 戴手套。 | |
| 9. 一手垫卫生纸上推患者一侧臀部，暴露肛门，另一手将肛管慢慢插入肛门 7 ~ 10cm，松开血管钳，使溶液缓缓流入。 | • 嘱患者深呼吸，减轻痛苦。<br>• 如患者感觉疼痛或遇有阻力时，应停止插入，并告知医生处理。<br>• 掌握灌肠液的温度、浓度、量及灌肠液的流速及压力。<br>• 小儿灌肠肛管插入 4 ~ 7cm。 |
| 10. 观察灌肠筒内液体下降速度和患者情况，如患者感觉腹胀或有便意，可嘱其深呼吸放松腹部肌肉，并降低灌肠筒的高度，减慢灌肠液的流入速度。 | • 灌肠过程中若出现脉速、面色苍白、出冷汗、剧烈腹痛、心悸气急时应立即停止操作，并报告医生及时处理。 |
| 11. 待灌肠液即将流尽时，用血管钳夹闭肛管。 | |
| 12. 一手拿卫生纸包裹肛管，另一手慢慢拔出肛管。 | • 嘱患者 5 ~ 10 分钟后排便。必要时，将便器置于患者床旁。<br>• 协助卧床患者平卧，移橡皮中单至床中央，放好便盆。<br>• 便后,整理床单位,开窗通风。 |
| 13. 将肛管和卫生纸放入弯盘中，擦净肛门。 | |
| 14. 脱去手套。 | |
| 15. 协助患者穿好衣裤。 | |

续　表

| 步　　骤 | 重点说明 |
| --- | --- |
| 16. 清理用物，所用物品按消毒隔离要求处理。<br>17. 洗手。<br>18. 记录。<br>(1) 记录方式:灌肠后大便一次计为 1/E。<br>(2) 降温灌肠时，患者排便 30 分钟后，应测量体温并记录。 | **注意事项**<br>• 妊娠、急腹症、消化道出血、严重心血管疾病患者禁忌大量不保留灌肠。<br>• 伤寒患者低压灌肠，灌肠液面距肛门 30cm，一次灌肠液量为 300~500 ml。<br>• 为高温患者灌肠可用 28~32℃水、中暑患者用 4℃生理盐水。<br>• 肝昏迷患者禁用肥皂水灌肠。<br>• 充血性心力衰竭和水钠潴留的患者禁用生理盐水灌肠。 |

5. 小量不保留灌肠法

**开塞露灌肠法**

● 目的

(1) 软化粪便，解除患者因便秘所造成的不适。

(2) 清除患者肠道内容物，以准备接受某些特殊检查。

● 用物

开塞露、润滑油、手套、橡皮布或一次性尿垫、卫生纸或纱布、屏风等。

● 程序

| 步　骤 | 重点说明 |
| --- | --- |
| 1. 洗手。 | |
| 2. 准备用物至患者床旁。向患者做好解释。 | • 取得配合。 |
| 3. 屏风遮挡患者。 | • 保护患者隐私。 |
| 4. 协助患者左侧卧位，露出肛门区。 | |
| 5. 将橡皮布或一次性尿垫垫于患者臀下。 | |
| 6. 戴手套。 | |
| 7. 打开开塞露，沿开口向颈部涂润滑油约 5cm。 | • 减轻摩擦，缓解患者痛苦。 |
| 8. 左手示指与拇指扒开臀部，露出肛门。 | |
| 9. 嘱患者张口深呼吸，将开塞露颈部缓缓插入，用力挤压囊部，将灌肠液全部挤入直肠。 | • 分散患者注意力，如患者感觉疼痛或遇有阻力时，应停止插入，并告知医生处理。 |
| 10. 拔出开塞露，用卫生纸或纱布清洁肛周。 | • 嘱患者约 30 分钟后排便。 |
| 11. 脱去手套，将开塞露空囊包裹在手套内置于医用垃圾袋中。 | |
| 12. 协助患者恢复舒适卧位。 | |
| 13. 整理用物。 | |
| 14. 洗手。 | |
| 15. 记录。 | |

### 1、2、3 灌肠法

● 目的

(1) 软化粪便并促进排便。

(2) 排出肠道内积气，减轻腹胀。

● 用物

灌肠盘内：50ml 注射器、量杯内盛灌肠溶液、20~22号肛管或粗尿管、温开水 5~10ml、弯盘、卫生纸、橡皮中单、凡士林、血管钳、手套、便盆、屏风及输液架。

常用溶液："1、2、3"溶液（即 50% $MgSO_4$ 30ml、甘油 60ml、温开水 90ml）和油剂（即甘油或液体石蜡 50ml + 等量温开水）两种。

● 程序

| 步骤 | 重点说明 |
|---|---|
| 1. 同大量不保留灌肠操作步骤 1~5。<br>2. 用注射器吸取灌肠液，与肛管连接，排气后血管钳夹闭肛管。肛管前端涂凡士林。<br>3. 戴手套。 | |
| 4. 一手持卫生纸分开上下臀部，暴露肛门，另一手将肛管轻轻插入肛门内 7~10cm 处。 | • 嘱患者做深呼吸。 |
| 5. 固定肛管，松开血管钳，缓慢注入灌肠液。 | • 密切观察患者反应。 |
| 6. 完毕用血管钳夹闭肛管，重新抽取灌肠液。如此反复操作直至将灌肠液注完。<br>7. 最后注入温开水 5~10ml，抬高肛管末端，将肛管内的溶液全部流入肛门。 | • 注入速度不可过快过猛，以免刺激肠粘膜，引起排便反射。 |

续 表

| 步 骤 | 重点说明 |
| --- | --- |
| 8. 血管钳夹闭肛管尾端，用卫生纸包裹肛管轻轻拔出，放入弯盘。<br>9. 擦净肛门，脱手套。<br>10. 协助患者取舒适卧位。<br>11. 清理用物，洗手。<br>12. 记录。 | • 10～20分钟后再排便。<br><br>**注意事项：**<br>• 如用小容量灌肠筒时，液面距肛门小于30cm。 |

6. 保留灌肠

● 目的

1. 对于躁动患者，结肠给药，用于镇静、催眠。
2. 治疗肠道炎症。
3. 硫酸钡灌肠，进行下消化道造影检查。

● 用物

治疗盘内用物同小量不保留灌肠，应选择20号以下较细的肛管。根据医嘱配制灌肠溶液，灌肠液一般少于200ml，温度为39～40℃。

● 程序

| 步 骤 | 重点说明 |
| --- | --- |
| 1. 同大量不保留灌肠操作步骤1～5。<br>2. 协助患者抬高臀部10cm。<br>3. 将装有灌肠液的注射器与肛管连接，排气后血管钳夹闭肛管，肛管前端涂凡士林。 | • 灌肠前嘱患者排便，以清洁肠道，利于药物吸收。<br><br>• 应选择较细的肛管，减少刺激。 |

续　表

| 步　　骤 | 重 点 说 明 |
|---|---|
| 4．戴手套。 | |
| 5．左手扒开臀部露出肛门，右手将肛管轻轻插入肛门 10～15cm。 | • 肛管插入的深度较其他灌肠法深。 |
| 6．药液缓慢注入肛门，注入完毕，拔出肛管。 | • 药液温度适宜且量不可过多；注入速度要慢；液面距肛门距离小于 30cm。 |
| 7．用卫生纸轻轻按揉肛门，并嘱患者保留药液 1 小时以上。 | • 以利于药物的吸收。 |
| 8．整理床单位，协助患者取舒适卧位。 | |
| 9．清理用物，洗手。 | |
| 10．记录。 | |

## 二、促进排泄技术相关理论问答

1．影响排尿活动的因素有哪些？

答：（1）年龄和性别：老年男性因前列腺增生可引起滴尿或排尿困难。

（2）饮食与气候：饮水多、吃大量水果可使尿量增多，气温增高时因排汗多而尿量减少。

（3）排尿习惯的改变：排尿姿势、环境不适影响排尿活动。

（4）治疗因素：手术中使用麻醉剂、术后疼痛导致尿潴留。

（5）心理因素：情绪紧张、恐惧引起尿频、尿急或排尿困难。

2．如何护理尿潴留的患者？

答：①心理护理，给予安慰和鼓励；②患者排尿时用屏风遮挡，提供排尿环境保护患者自尊；③调整体位和姿势，酌情扶卧床患者坐起排尿，并训练床上排尿；④热敷、按摩下腹部，以放松肌肉，促进排尿；⑤利用条件反射诱导排尿，如让患者听流水声、温水冲洗会阴部；⑥经上述处理无效时，根据医嘱采取导尿术。

3．导尿的目的有哪些？

答：解除尿潴留；留取尿培养标本；进行尿道或膀胱造影等协助临床诊断；进行膀胱内化疗。

4．男、女患者插导尿管深度各是多少？

答：男患者插导尿管的深度为 20～24cm；女患者插导尿管的深度为 4～6cm。

5．何谓尿潴留？

答：肾脏功能正常，但尿液存留在膀胱不能自行排出。

6．何谓尿失禁？

答：膀胱括约肌松弛使个体不能控制排尿，会出现滴尿或无意识排尿等症状。

7．何谓少尿、无尿、多尿？

答：24 小时尿量少于 400ml 或每小时尿量少于 17ml 为少尿。

24 小时尿量少于 100ml 为无尿。

24 小时尿量超过 2500ml 为多尿。

8．正常的尿液特性是什么？

答：尿量：成人为 30～50 ml/h，24 小时尿量为 1000～1500 ml；

尿液颜色：淡黄且澄清；

尿比重：1.010～1.030；

尿液酸碱度：pH值5～8，平均值为6.0，呈弱酸性。

9．怎样判断尿异常颜色？

答：尿液中含有大量血红蛋白时，尿液颜色呈酱油色；尿液的颜色呈红色或棕色时为肉眼血尿；尿液的颜色呈乳白色时为乳糜尿。

10．糖尿病酸中毒时尿液有何变化？

答：糖尿病酸中毒时由于尿液中含有丙酮，尿液会出现烂苹果样气味。

11．膀胱刺激征有何症状？

答：膀胱刺激征表现为每次尿量少，伴有尿频、尿急、尿痛等症状。

12．尿液观察应注意哪些？

答：应观察尿液的颜色、量、气味、透明度和次数。

13．膀胱过度膨胀且衰弱的患者第一次放尿不宜超过多少毫升？为什么？

答：膀胱过度膨胀时第一次放尿不宜超过1000 ml。

原因：如果第一次放尿超过1000ml时，造成腹腔内压力突然降低，大量血液滞留在腹腔血管内，引起血压突然下降，患者产生虚脱症状。另外，由于膀胱突然减压，可引起膀胱粘膜急剧充血，甚至发生血尿。因此膀胱过度膨胀且衰弱的患者第一次放尿不宜超过1000 ml。

14．尿常规检查内容及方法有哪些？

答：尿常规检查内容主要包括：尿液的比重、尿蛋白、糖、细胞和管型。

留取方法：取清晨第一次尿约10 ml，放入清洁尿管中送检。（标本中不可混入粪便，女患者经期不宜留取标本）

15．如何留取 24 小时尿标本？

答：主要检查尿液的钾、钠、氯、肌酐、肌酸、尿糖定量、尿蛋白定量。

方法：准备 2000 ~ 3000 ml 清洁带盖容器，将 24 小时内尿液均留于容器中，直至 24 小时的最后一次排尿为止。最后把总量记录在化验单上，并从中留取尿液送检。

16．留取无菌尿标本的方法有哪些？

答：导尿法、清洁中段尿留取法。

17．清洁中段尿的留取方法是什么？

答：清洁消毒外阴后，嘱患者自行排尿，将前段尿弃去，用试管夹夹住无菌培养瓶接中段尿 5 ml 作培养。在留取标本前、后以酒精灯火焰消毒瓶口并加盖送检。

18．实施导尿术对患者进行哪些护理评估？

答：需评估患者的年龄、病情、意识状态、膀胱充盈度、患者的合作程度及耐受力，还需评估患者对导尿的认知水平及心理反应，另外环境是否隐蔽，操作过程中如何遮挡满足患者的自尊及隐私也非常重要。

19．实施导尿操作过程中须注意哪些方面？

答：①操作前先评估患者，耐心向患者解释，注意遮挡患者保护患者隐私；②严格无菌操作，防止泌尿系统感染；③选择合适型号的尿管，插管动作轻柔以免损伤尿道粘膜；④导尿过程中，导管触及尿道口以外区域或为女患者导尿时误入阴道应立即更换重新插入；⑤对膀胱高度膨胀且虚弱患者，第一次放尿不宜超过 1000 ml 以免发生虚脱或血尿。

20．观察粪便内容有哪些？

答：①粪便形状：肛门直肠狭窄或部分肠梗阻时粪便呈扁条状或带状；②颜色：柏油样便见于上消化道出血，暗红色便见于下消化道出血，陶土色便见于胆道完全阻塞，果酱样便见于阿米巴痢疾或肠套叠，粪便表面鲜红或排便后滴血见于肛裂或痔疮出血；③气味：酸臭味便见于消化不良，腐臭味便见于直肠溃疡、肠癌，腥臭味便见于消化道出血；④混合物：粪便中有大量粘液见于肠炎，粪便中伴有脓血见于痢疾、直肠癌。

21．如何护理便秘的患者？

答：①心理护理，耐心解释和指导；②提供排便环境，用屏风遮挡患者，让患者安心排便；③安置适当体位，采取坐位或蹲位，仰卧位患者可酌情抬高床头；④帮助患者在腹部做离心的环状按摩，以刺激肠蠕动，帮助排便；⑤使用简易通便剂，通过软化粪便、润滑肠壁、刺激肠蠕动而排便；⑥健康教育：指导患者养成良好的排便习惯，嘱多食蔬菜、小米等含膳食纤维多的食物，适当活动，卧床患者可进行床上活动，对严格卧床患者有计划地训练床上使用便盆等。

22．大量不保留灌肠的目的是什么？

答：目的是刺激肠蠕动，解除腹胀或便秘；清洁肠道为某些手术、检查或分娩做准备；清除肠道内的毒素及有害物质；为高热患者降温。

23．大量不保留灌肠的禁忌证是什么？

答：急腹症、消化道出血、妊娠、严重心血管疾病。

24．何谓便秘？何谓腹泻？

答：便秘：排便次数减少，每2～3天或更长时间一次，无规律性，粪便干硬并伴有排便困难。

腹泻：肠蠕动增快，排便次数增多，粪质稀薄不成形。

25．进行保留灌肠前对患者进行哪些护理评估？

答：①评估患者的病情：诊断、临床表现；②治疗情况及灌肠的目的；③患者的意识、活动能力、肛周皮肤粘膜状况；④患者的心理反应、合作程度及操作的耐受力。

26．对灌肠过程中出现的问题如何处理？

答：①患者出现紧张时护士应耐心解释取得患者合作，注意遮挡以减轻患者的顾虑；②如出现肛管阻塞、液体流入受阻，可移动肛管或挤捏肛管保证溶液流入通畅；③如患者出现便意或感觉腹胀，可适当降低灌肠桶高度，减慢速度或稍停片刻，嘱患者张口呼吸，放松腹肌降低腹压；④患者出现面色苍白、出冷汗、心慌等立即停止灌肠并通知医生予以处理。

27．影响灌肠效果的因素有哪些？

答：溶液的性质、温度、压力、插管的深度、患者的病情、耐受性等因素均可影响灌肠效果。

28．哪些患者不宜灌肠？

答：妊娠、急腹症、消化道出血患者不宜灌肠。

29．肝昏迷患者为何禁用肥皂水灌肠？

答：严重肝病的患者多种原因均可引起肝昏迷，氨中毒是诱发肝昏迷的重要因素。如果应用肥皂水灌肠会使大量碱性溶液进入肠腔，使肠腔内酸性环境改变，产生的氨失去了转化为胺的条件，氨的吸收随之增加而加重肝昏迷，因此肝昏迷患者禁用肥皂水灌肠以减少氨的产生和吸收。

30．如何为灌肠患者安置体位？

答：①大量或小量不保留灌肠患者为左侧卧位；②便失禁或不能侧卧患者取仰卧位；③治疗慢性细菌性痢疾，或给予镇静、催眠药取左侧卧位；④治疗阿米巴痢疾取右侧卧位；⑤灌肠时应注意将其臀部垫高 10cm 利于药液保留。

31．行保留灌肠前应做哪些评估？

答：除一般灌肠时评估的内容以外，还应特别注意了解灌肠的目的和肠道病变的位置，以便掌握灌肠的卧位和插管的深度。

32．如何护理肠胀气的患者？

答：肠胀气是指胃肠道内有过多的气体不能排出，引起腹胀、腹疼等不适症状。患者发生肠胀气后，应首先评估发生的原因，再根据患者的具体情况提供帮助：①心理护理，向患者解释肠胀气的原因以缓解紧张的情绪；②调整饮食，进易消化食物，少食豆类、糖类等产气食物，少饮含碳酸饮料，进食速度不宜过快；③鼓励患者适当活动，变换卧位，病情允许可下床散步活动；④可在腹部进行热敷和按摩以促进排气；⑤必要时行肛管排气。

# 第八章　给　药

## Medication

### 一、经口给药法

1. 口服给药法

● 目的

(1) 治疗疾病或减轻症状。

(2) 预防疾病——小儿口服疫苗。

(3) 协助诊断——口服造影剂。

● 用物

温度适宜的白开水、发药车、口服药杯、药物、小药牌、口服药单、笔等。

● 程序

| 步　　骤 | 重点说明 |
|---|---|
| **准备药物** | |
| 1. 洗手。 | |
| 2. 按医嘱核对患者姓名、床号、药物名称、剂量、用药时间及用法。 | • 严格按医嘱给药，执行查对制度。<br>• 检查药片有无变色。 |
| 3. 将药杯按床号顺序摆在发药车内。 | • 先备固体药物，后备水剂和油剂，特殊用药应用纸包好。 |
| 4. 液体药物用量杯备药，药液不足1ml时，用滴管吸取。 | • 倾倒药液时标签朝上，防止污染标签。不同种药液用不同的药杯盛置。 |

续 表

| 步 骤 | 重点说明 |
|---|---|
| 5. 备药完毕后，用治疗巾覆盖发药盘，如用发药车，关好抽屉，整理用物。 | |
| **给药方法** | |
| 6. 备齐用物，在规定的时间内携带医嘱执行单、推药车（携发药盘）到患者处。 | |
| 7. 核对患者床号，呼叫患者姓名。 | |
| 8. 再次核对药物。 | • 要求做到五准确：患者姓名、药物名称、剂量、用药时间、给药途径。 |
| 9. 向患者讲解药物的作用及服药的注意事项。 | • 酸类、铁剂、碘剂药品，应用吸管吸入以防损伤牙齿。<br>• 糖浆类不可用水冲服。 |
| 10. 患者服药后再离开。 | |
| **用物处理** | |
| 11. 整理用物。 | • 药杯用含氯消毒剂浸泡消毒。 |
| 12. 在口服药执行单上打勾、签名。 | **注意事项**<br>• 婴幼儿、鼻饲、上消化道出血患者服药时，发药前将药片研碎。<br>• 量取水剂药物时，应保持视线与药量刻度在同一水平上，以保证药量准确。<br>• 发药过程中，如患者提出疑问，应重新核对。<br>• 患者服药后，应注意观察用药后的反应及效果。 |

2. 雾化吸入给药法

● 目的

（1）湿化气道，稀释痰液，利于分泌物排出。

（2）解除支气管痉挛，使气道通畅。

（3）预防和治疗呼吸道感染。

（4）雾化给药。

● 用物

治疗车上置超声波雾化器、药液、生理盐水、冷蒸馏水、雾化面罩、水温计。

● 程序

| 步　　骤 | 重点说明 |
| --- | --- |
| 1. 洗手，检查超声波雾化器。 | • 使用前，先检查机器有无松动、脱落等异常情况。<br>• 雾化器和雾化罐编号要一致。 |
| 2. 准备雾化吸入药液。 | |
| 3. 超声波雾化器水槽内加冷蒸馏水 250ml，液面高度约 3cm，浸没雾化罐底的透声膜。 | • 水槽和雾化罐切忌加温水或热水。<br>• 水槽底部的晶体换能器和雾化罐底部的透声膜薄而质脆，易破碎,不能用力按压。 |
| 4. 用生理盐水将药液稀释至 30～50ml，加入雾化罐内。 | |
| 5. 将罐盖旋紧，把雾化罐放入水槽内，将水槽盖盖紧。 | |
| 6. 携用物至患者床边，核对病人，做好解释。 | |
| 7. 接通电源，先开电源开关（红色指示灯亮），再开雾化开关（白色批示灯亮），此时药液成雾状喷出。 | • 预热 3 分钟。 |

续　表

| 步　骤 | 重点说明 |
| --- | --- |
| 8. 根据需要调节雾量。 | • 开关自左向右旋，分3档，一般用中档。<br>a. 大档雾量每分钟为3ml。<br>b. 中档雾量每分钟为2ml。<br>c. 小档雾量每分钟为1ml。 |
| 9. 患者吸气时，将面罩覆于口鼻部，呼气时启开；或将“口含嘴”放入患者口中，嘱其紧闭口唇深吸气。 | • 每次雾化时间约15～20分钟。<br>• 若连续使用，中间需间歇30分钟。 |
| 10. 在使用过程中，如发现： | |
| (1) 水槽内水温超过60℃，可调换冷蒸馏水。 | • 换水时要关闭机器。 |
| (2) 雾化罐内液体过少，影响正常雾化时，应增加药量。 | • 从盖上小孔向内注入即可，不必关机。 |
| 11. 治疗毕，先关雾化开关，再关电源开关。 | • 避免损坏电子管。 |
| 12. 整理用物，倒掉水槽内的水，擦干水槽。 | • 雾化面罩及雾化罐用含氯消毒液浸泡消毒。 |
| 13. 记录。 | |

3. 氧气雾化吸入法

● 目的

同雾化吸入给药法。

● 用物

氧气雾化吸入装置1套（雾化罐、面罩、氧气管）、氧气表、湿化瓶、治疗巾、生理盐水、药液、治疗盘。

● 程序

| 步　　骤 | 重点说明 |
| --- | --- |
| 1．洗手，遵医嘱配置雾化液。 | |
| 2．备齐用物至病人床旁。 | |
| 3．核对病人，做好解释。抬高床头。 | |
| 4．安装氧气表和湿化瓶。连接雾化管道。 | • 检查有无氧气通过。 |
| 5．病人颌下铺治疗巾。 | |
| 6．雾化液注入雾化罐内。 | |
| 7．调整氧流量，使雾化气体流量适当。 | • 一般氧流量 6 – 8L/min。 |
| 8．将面罩戴在病人口鼻部。 | • 指导病人做深呼吸，充分吸收药液。 |
| 9．治疗后，去除面罩，关闭氧气。 | • 治疗时间一般 10 ~ 20 分钟。 |
| 10．清洁病人面部。必要时协助病人排痰。 | • 观察痰液颜色、性质和量。 |
| 11．整理用物。 | • 面罩消毒后备用。 |
| 12．洗手。 | |
| 13．记录。 | |

## 二、各种注射法

1．皮内注射法

● 目的

用于药物过敏试验、预防接种等少量给药。

● 用物

治疗盘、皮肤消毒液、消毒棉签、注射器、药物、医嘱单、弯盘。

● 程序

| 步　　骤 | 重点说明 |
|---|---|
| 1．洗手，戴口罩。<br>2．核对医嘱及药液。<br>3．备好药液，携带用物到患者床旁。<br>4．呼叫患者姓名，再次核对。 | • 严格无菌技术操作及查对制度。<br>• 三查：用药前、用药中、用药后查。七对：对姓名、床号、药名、剂量、时间、浓度及用法。 |
| 5．询问患者药物过敏史，并做好解释，取得配合。 | • 如有同种药物过敏史时，不能进行过敏试验。 |
| 6．正确选择注射部位。 | • 预防接种选择在上臂三角肌外侧。<br>• 过敏试验在前臂掌侧下 1/3 处。 |
| 7．75%酒精消毒皮肤，待干。 | • 皮内注射忌用碘酒类消毒皮肤，以免干扰皮试结果的观察。 |
| 8．再次核对，并排除注射器内空气。 | |
| 9．左手紧绷注射部位的皮肤，右手持注射器，针头斜面向上与皮肤呈 5°角刺入皮内。 | |
| 10．待针头斜面完全进入皮内后，以左手拇指固定针拴，右手推注药液 0.1ml，使局部形成一小皮丘。 | • 注射角度要适当，药液量要适宜。 |
| 11．注射完毕后拔出针头，再次核对。 | • 嘱患者不要覆盖、揉搓注射部位，以免影响反应的观察。 |
| 12．向患者交待用药后的注意事项。 | |
| 13．清理用物，协助患者取舒适卧位。 | |
| 14．洗手。 | |
| 15．判断皮试结果并记录。 | • 必要时可做对照皮试。 |

2．皮下注射法

● 目的

用于需迅速达到药效和/或不宜口服给药时，如预防接种或胰岛素、肾上腺素、红细胞生成素等药物注射。

● 用物

治疗盘、皮肤消毒液、消毒棉签、注射器、药物、医嘱单、弯盘。

● 程序

| 步 骤 | 重点说明 |
|---|---|
| 1．洗手，戴口罩。<br>2．核对医嘱。<br>3．备好药液，携带用物到患者床旁。<br>4．呼叫患者姓名，进行核对。 | • 严格无菌技术操作及查对制度。 |
| 5．向患者解释用药的目的及注意事项。 | • 取得患者配合。 |
| 6．正确选择注射部位，常规消毒皮肤，待干。<br>7．再次核对，排除注射器内的空气。 | • 一般选择上臂三角肌。 |
| 8．左手紧绷注射部位皮肤，右手持注射器，针头斜面向上与皮肤呈 30°～40°角快速刺入皮下，刺入深度为针头的 1/2～2/3 为宜。 | • 针头刺入角度不宜超过 45°，以免刺入肌层。 |
| 9．左手食指、拇指回抽注射器。 | • 无回血方可注入药物。 |
| 10．注射后快速拔针，棉签按压穿刺部位片刻。 | |

续 表

| 步 骤 | 重点说明 |
| --- | --- |
| 11. 再次核对。<br>12. 协助患者取舒适体位。<br>13. 整理用物。按要求处理医用垃圾。<br>14. 洗手、记录。 | • 针头置于锐器盒中，注射器直接置于医用垃圾袋中。 |
| **成人注射要领**<br>两快：进针快、拔针快。<br>一慢：推药慢。 | **注意事项**<br>• 长期注射的患者应不断更换注射部位。<br>• 注射药量小于 1ml 时，选择 1ml 注射器。<br>• 刺激性药物不宜选择皮内注射法。 |

3．肌内注射法

● 目的

（1）用于口服或静脉给药不宜时。

（2）要求药物在较短时间内发生疗效而又不适于或不必要采用静脉注射时。

（3）药物刺激性较强或药量较大，不适于皮下注射时。

● 用物

治疗盘、皮肤消毒液、消毒棉签、注射器、药物、医嘱单、弯盘。

● 程序

| 步　　骤 | 重点说明 |
|---|---|
| 1. 洗手，戴口罩。<br>2. 核对医嘱。<br>3. 备好药液，经第二人核对后，携带用物到患者床旁。 | • 严格无菌技术操作及查对制度。 |
| 4. 呼叫患者姓名，再次核对。 | • 三查七对。 |
| 5. 向患者解释用药的目的及注意事项。 | • 以取得患者配合。 |
| 6. 协助患者暴露注射部位并取适当体位。 | • 以免损伤血管和神经。 |
| 7. 正确选择注射部位。 | • 成人一般选择臀大肌，2 岁以下婴幼儿宜选择臀中肌、臀小肌。<br>• 不能在有炎症、硬结、瘢痕的部位进行注射。 |
| 8. 常规消毒皮肤，待干。 | |
| 9. 再次核对,排除注射器内空气。 | • 针头刺入角度应为 90°。 |
| 10. 以左手拇指和食指紧绷皮肤，右手持注射器，用手臂带动腕部力量，将针头迅速垂直刺入，深度约为针头长度的 2/3。 | • 切勿将针头全部刺入，防止针头从根部折断。 |
| 11. 右手固定针头，左手回抽注射器活塞。 | • 确认无回血后匀速缓缓推注药液。 |
| 12. 注射完毕，用无菌干棉签轻按进针部位，快速拔出针头，并继续按压片刻。<br>13. 再次核对后协助患者取舒适体位。<br>14. 整理用物、床单位。 | |
| 15. 按要求处理医用垃圾。 | • 针头置于锐器盒中，注射器直接置于医用垃圾袋中。 |

续　表

| 步　　骤 | 重点说明 |
| --- | --- |
| 16．洗手、记录。<br>**成人注射要领**<br>两快：进针快、拔针快。<br>一慢：推药慢。 | **注意事项**<br>• 多种药物注射时，先注射刺激性较弱的药物，后注射较强的药物。<br>• 需要长期注射的患者，应经常更换注射部位。 |

4．静脉注射法

● 目的

（1）药物不宜口服、皮下或肌内注射，需迅速发生药效时，可采用静脉注射法。

（2）药物因浓度高、刺激性大、量多而不宜采取其他注射方法，可采用静脉注射法。

（3）作诊断、试验检查时，由静脉注入造影剂等药物。

● 用物

治疗盘、皮肤消毒液、消毒棉签、无菌注射器（根据药液量选用）、针头6～7号或头皮针、止血带、医嘱单、治疗巾或一次性纸巾。按医嘱备药物。

● 程序

| 步　　骤 | 重点说明 |
| --- | --- |
| 1．洗手，戴口罩。<br>2．核对医嘱。<br>3．按医嘱配备好药液，驱尽注射器内气体，经第二人核对后放在治疗盘内。 | • 严格无菌技术操作及查对制度。<br>• 三查：用药前、用药中、用药后查。七对：对姓名、床号、药名、剂量、时间、浓度及方法。 |

续　表

| 步　　骤 | 重点说明 |
| --- | --- |
| 4. 携带用物到患者床旁，再次核对。 | |
| 5. 向患者解释用药的目的及注意事项。 | • 取得患者配合。 |
| 6. 选择合适静脉，探明静脉方向及深浅。 | • 静脉宜粗直、弹性好、不易滑动。 |
| 7. 在穿刺部位的肢体下垫治疗巾或纸巾，在穿刺部位的上方（近心端）约 6cm 处扎紧止血带。 | • 成人一般选择肘正中静脉。 |
| 8. 常规消毒皮肤，待干。 | |
| 9. 嘱患者握拳，使静脉充盈。 | • 勿用力拍打。 |
| 10. 穿刺时，以左手拇指绷紧静脉下端皮肤，右手持注射器，针头斜面向上，针头和皮肤呈 20°角，由静脉上方或侧方刺入皮下，再沿静脉方向潜行刺入。 | • 切勿将针头全部刺入，防止针头从根部折断。<br>• 如穿刺失败，更换针头重新穿刺，更换穿刺部位。 |
| 11. 见到回血后，再沿静脉进针少许。 | |
| 12. 松开止血带，嘱患者松拳。 | |
| 13. 固定针头，缓慢注入药液。 | • 确认回血后方能缓缓推注药液。 |
| 14. 在注射过程中，随时听取患者的主诉，密切观察注射局部变化及患者反应。 | • 根据病情及药物性质，掌握注入药液的速度。<br>• 若患者主诉疼痛或局部出现肿胀，提示针头滑出静脉，应拔出针头更换部位，重新进行穿刺。 |
| 15. 注射毕，以消毒棉签按压穿刺点，迅速拔出针头，按压片刻。 | • 避免局部形成血肿。有出血倾向的患者，适当延长压迫时间。 |

续 表

| 步 骤 | 重点说明 |
|---|---|
| 16. 再次核对后，协助患者穿好衣服并取舒适体位。 | |
| 17. 整理用物、床单位。 | |
| 18. 按要求处理医用垃圾。 | • 针头置于锐器盒中，注射器置于医用垃圾袋中。 |
| 19. 洗手、记录。 | **注意事项**<br>• 如需长期静脉给药者，应由远心端到近心端选择血管注射。<br>• 对刺激性强的药物，先注入少量等渗盐水，证实针头确在血管内，再推注药物，以防药液外溢引起组织坏死。 |

5．静脉输液法

● 目的

(1) 供给体液及电解质。

(2) 供给血液、热量及营养物质。

(3) 作为药物治疗的途径。

● 用物

治疗车上备：输液器、头皮针（套管针或头皮套管针）、治疗盘、止血带、胶布、棉棍、皮肤消毒剂、弯盘、治疗巾、输液筐、医嘱执行单等。必要时备夹板、绷带、输液架。

按医嘱准备药液及药物。

● 程序

| 步 骤 | 重点说明 |
| --- | --- |
| **输液准备** | |
| 1．洗手，戴口罩。 | • 严格无菌技术操作及查对制度。 |
| 2．按医嘱取液体，常规进行检查。 | • 擦去瓶上灰尘，检查瓶口有无松动、破裂，液体有无浑浊、絮状物等。 |
| 3．认真核对药名、浓度、剂量和有效期。 | |
| 4．开启瓶盖，常规消毒瓶塞。 | • 保证用药准确、无误。 |
| 5．按医嘱加入药物，在瓶签上注明患者姓名、床号、加入药名及药量，标明加入时间并签名。 | • 碘酒、酒精或安尔碘棉签消毒。<br>• 加入多种药物时，注意配伍禁忌。<br>• 空安瓿置于锐器盒内。 |
| 6．安装输液器。 | • 检查输液器完整性及有效期。 |
| 7．第二人再次核对医嘱及药物后签名。 | |
| **静脉输液** | |
| 8．备齐用物携至患者床旁。 | |
| 9．向患者解释输液目的、方法及注意事项。 | • 取得患者的配合。 |
| 10．嘱患者排空大小便。 | • 卧床患者由护理人员协助排便。 |
| 11．调节输液架高度，将输液瓶挂在输液架上。 | |
| 12．排尽空气，关闭调节器。 | • 输液时必须排尽管内空气，预防空气栓塞。 |
| 13．再次核对医嘱执行单。 | |
| 14．准备胶布。 | |
| 15．在穿刺部位的肢体下垫治疗巾或纸巾。 | |
| 16．选择静脉，在穿刺部位的上方(近心端)约6cm处扎紧止血带。 | |
| 17．嘱患者握拳，使静脉充盈，常规消毒皮肤。 | |

续 表

| 步 骤 | 重点说明 |
|---|---|
| 18. 再次排气，取下护针小帽。 | • 以穿刺点为中心由内向外螺旋消毒，直径约5cm。 |
| 19. 静脉穿刺，见回血后，将针头平行送入少许。 | |
| 20. 松开止血带，嘱患者松拳，打开调节器。 | |
| 21. 用胶布固定针头。 | |
| 22. 根据患者病情、年龄、药物性质或医嘱要求调节输液速度。 | • 输液过程中观察针头有无滑脱，局部有无肿胀，有无输液反应等。<br>• 必要时用夹板、绷带固定肢体。<br>• 成人60~80滴/分。<br>• 儿童30~40滴/分。<br>• 年老、体弱、婴幼儿、心肺疾病患者输入速度宜慢。<br>• 高渗、含钾、升压等药物滴速宜慢。<br>• 严重脱水，心肺功能良好患者可适当加快滴速。<br>• 普通输液器1ml液体滴15滴，500ml预计4小时内滴完。<br>500ml ÷ 4 = 125（ml/小时）<br>（125 × 15） ÷ 60 = 30（滴/分） |
| 23. 取出止血带和治疗巾，协助患者取舒适卧位，将红灯手柄放在患者伸手可及之处。 | • 必要时将便器放在床旁椅上。 |
| 24. 再次按医嘱进行核对。 | |
| 25. 整理床单位,清理用物后洗手。 | |
| 26. 在医嘱执行单上签字,做好记录。 | |

续　表

| 步　　骤 | 重点说明 |
| --- | --- |
| **拔除输液**<br>27．输液完成后，轻轻揭开固定胶布，用干棉签或无菌小棉球轻压穿刺点上方，快速拔针，按压片刻至穿刺点无出血。<br>28．整理用物，将输液用具带回处置室，按要求分类处理。<br>29．洗手。 | • 针头置于锐器盒中，注射器置于医用垃圾袋中。 |

6．静脉输血法

● 目的

（1）补充血容量，治疗因手术失血、外伤大出血或某些疾病的急性出血。

（2）补充红细胞，增加血液携氧能力，纠正贫血。

（3）补充各种凝血因子、血小板，改善凝血机制。

（4）输入新鲜血液，补充多种抗体及白细胞，增强机体抵抗力。

● 用物

治疗车上备：输血器、8 号头皮针（套管针或头皮套管针）、治疗盘、止血带、胶布、棉棍、皮肤消毒剂、弯盘、治疗巾、网袋等。必要时备夹板、绷带、输液架。

根据患者血型到血库交叉配血。

● 程序

| 步　　骤 | 重点说明 |
|---|---|
| **输血前准备** | |
| 1. 核对医嘱。 | • 输血单位、血型、血液成份。 |
| 2. 抽取血标本和已填写的输血申请单、血型交叉配血检验单一并送交血库，作血型鉴定和交叉配血试验。 | |
| 3. 血液领回时须与另一位护士共同检查血袋包装是否完整，有无裂痕；血液有无浑浊、凝块。核对配血报告单上各项信息，无误后签名及注明时间。 | • 患者姓名、病历号、血型、Rh因子、血量、血液有效期、血液成分、供血者血袋号码、交叉配血结果等。<br>• 血液从血库取回后勿剧烈震荡，以免红细胞破坏而引起溶血。<br>• 血液不能加温，以免血红蛋白凝固变性而引起反应。 |
| **直接输血法** | |
| 1. 洗手，戴口罩。 | |
| 2. 备齐用物携至患者处，向供血者及患者做好解释工作。 | • 消除紧张，取得配合。 |
| 3. 再次核对双方血型。 | |
| 4. 供血者和患者均取仰卧位，并且露出上臂。 | |
| 5. 在备好的注射器内加入一定量的抗凝剂。 | • 50ml血中加3.8%枸橼酸钠溶液5ml。 |
| 6. 从供血者静脉抽出血液后，立即为患者行静脉穿刺输入血液。 | |
| 7. 操作时需要三人合作，一人抽血，一人传递，另一人输血，如此连续进行。 | • 更换注射器时，不需拔出针头，用手指压住静脉远端即可减少出血。 |

续 表

| 步 骤 | 重点说明 |
| --- | --- |
| 8. 输血结束，拔出针头，用无菌纱布覆盖针眼并压迫片刻，然后固定纱布。 | |
| **间接输血法** | |
| 1. 洗手，戴口罩。 | |
| 2. 与病历核对患者血型。 | |
| 3. 备齐静脉穿刺用物及输血用物。 | |
| 4. 用 0.9%氯化钠溶液接输血器，排气。 | • 只能使用0.9%氯化钠溶液与血制品一同输入，切不可添加任何药物或液体。 |
| 5. 核对患者姓名及血型。 | |
| 6. 向患者解释输血目的、过程及注意事项。 | |
| 7. 选择血管穿刺，建立静脉输血途径。 | |
| 8. 确定 0.9%氯化钠溶液滴注通畅。 | |
| 9. 打开储血袋封口，常规消毒开口处塑料管，将输血器针头插入塑料管内，缓慢将储血袋倒挂于输液器上。 | |
| 10. 根据患者情况及输入血液成份调节滴速。 | • 开始输血时速度宜慢，如无不良反应，调节至正常速度。 |
| 11. 再次核对血型。 | |
| 12. 观察患者有无输血反应。 | • 输血过快或大量输血可能造成以下合并症：<br>a. 枸橼酸钠中毒：血制品中抗凝剂与人体中钙结合，导致低血钙症。 |

续　表

| 步　骤 | 重点说明 |
|---|---|
| | b. 高血钾症：血制品储存时红细胞会慢慢分解，使钾离子释放到血浆中，而使血制品中钾离子累积。 |
| 13. 将呼叫器放到患者伸手可及之处。 | |
| 14. 整理用物。 | |
| 15. 洗手。 | |
| 16. 记录。 | • 应记录输血开始时间、血液成份、输血量、血型、血袋号码及患者反应。 |
| **输血结束** | |
| 17. 输血完毕，取下空血袋，继续滴入生理盐水，直到将输血器中的血液全部输入患者体内后，拔针。 | • 穿刺部位按压片刻。 |
| 18. 整理用物，垃圾分类处理。 | • 输血袋需低温保存 24 小时。 |
| 19. 洗手、记录。 | |

## 三、静脉留置针穿刺技术

1. 静脉穿刺套管针留置技术

● 目的

(1) 经由静脉注射，供给药物及补充患者身体所需的各种液体、电解质、血液等。

(2) 避免每日更换头皮针，减轻频繁穿刺给患者造成的痛苦。

● 用物

治疗车上备：输液器、套管针或头皮套管针、治疗盘、止血带、胶布、输液贴（或透明敷料）、棉棍、皮肤消毒剂、弯盘、治疗巾、网袋、生理盐水或稀释肝素液等。必要时备夹板、绷带。

按医嘱准备药液及药物。

● 程序

| 步 骤 | 重点说明 |
|---|---|
| **准备** | |
| 1. 洗手，戴口罩。 | |
| 2. 核对医嘱。配置药液。 | • 同静脉输液操作。 |
| 3. 将用物准备好，带至患者床旁。 | • 依用途和患者血管条件选择适当型号的留置针。 |
| **操作** | |
| 4. 向患者解释静脉留置穿刺输液的目的。 | |
| 5. 准备输液贴或透明敷料、胶布。 | |
| 6. 在穿刺部位垫治疗巾。 | |
| 7. 穿刺部位上方（近心端）约6cm处扎止血带。 | • 轻拍或热敷血管，使其快速充盈。<br>• 首选粗大有弹性的血管。<br>• 避免在硬化、感染的静脉及关节、手术或受伤肢体部位的静脉穿刺。 |
| 8. 松开止血带，常规消毒皮肤（直径8cm×8cm）。 | • 非必须情况，避免下肢静脉穿刺。 |
| 9. 打开套管针包装，连接好输液装置，排气。 | |
| 10. 旋转松动外套管，消除套管与针芯的粘连。 | • 检查留置针尖端是否有分叉破损。 |

续 表

| 步 骤 | 重点说明 |
| --- | --- |
| 11．绷紧皮肤在消毒范围内 1/2 或 2/3 处穿刺。 | |
| 12．进针速度宜慢，见回血后将针芯拔出少许，同时降低角度再进针少许。 | • 留置针斜面向上，以 15～30°角穿刺皮肤。 |
| 13．送套管。<br>方法一：左手固定针芯，以针芯为支撑，右手将外套管送入静脉。 | |
| 方法二：将针尖部退入导管内，借助针芯将套管与针芯一起送入静脉。 | • 不要抽出针芯再送外套管，否则将导致穿刺失败。 |
| 14．拔出针芯，松开止血带，打开调速器。 | • 观察液体滴注是否顺畅，穿刺部位是否肿胀。 |
| 15．固定留置针。 | |
| 16．根据患者病情、年龄、药物性质或遵照医嘱调节输液速度。 | |
| 17．在输液贴或透明敷料上注明穿刺日期、时间，每三天更换一次。 | • 输液贴或透明敷料如有渗液、潮湿等现象，随时更换。<br>• 嘱患者适量活动，穿刺部位防水。 |
| 18．再次核对医嘱。<br>19．整理用物。<br>20．洗手，记录。 | |

2．PICC 置管术

● 适应证

（1）需长期输液、反复输血或血制品的患者。

（2）使用有刺激性或毒性的药物治疗的患者。

（3）家庭病床需持续静脉治疗超过 5 天的患者。

（4）TPN 治疗的患者。

● 特点

（1）可直观置管，成功率高。

（2）操作简便。

（3）保留时间长，并发症少。

● 护士要求

（1）置管前患者和家属要知情同意。并且护士做好解释工作，取得配合。

（2）评估患者血管情况，慎重选择穿刺血管，这是置管成功的关键之一。

（3）操作人员要具备良好的心理素质，娴熟的技术，严谨认真的态度，严格无菌技术操作，遇到问题要保持冷静。

● 用物

无菌物品：PICC 导管（含导丝）、无菌生理盐水 500ml、20ml 注射器 3 支、无菌手套 2 副、PICC 穿刺包（治疗巾 2 块、孔巾 1 块、止血钳或镊子 2 把、大棉球 6 个、治疗碗 2 个、剪刀 1 把、纱布）、10 × 12cm 透明敷料贴膜、无菌胶布（可以使用无菌输液贴）。

其他必需品：皮尺、止血带、治疗盘、抗过敏胶布、皮肤消毒剂等。

根据需要准备：2%利多卡因 1 支、1ml 注射器 1 支、肝素钠 1 支。

● 程序

| 步　　骤 | 重点说明 |
|---|---|
| **准备** | |
| 1．遵医嘱执行此项护理技术。 | |
| 2．导管选择：一般治疗选择 4～5 号，化疗选择 3 号。 | • 使用前检查包装完整性及有效期。<br>• 置入体内前需先使用生理盐水预冲导管。 |
| 3．静脉选择：首选贵要静脉，次选肘正中静脉、头静脉。 | |
| 4．洗手，戴帽子、口罩。 | |
| 5．将用物准备好，带至患者床旁。 | |
| **操作** | |
| 1．核对患者，向患者解释 PICC 置管输液的目的，指导患者置管过程中的体位及如何配合。 | |
| 2．测量定位。患者平卧位，穿刺一侧上臂外展，与躯干呈 90°。从预穿刺点沿静脉走向到右胸锁关节再向下至第三肋间隙，注意腋静脉的长度。 | • 可以在此测量基础上根据衣物阻挡、患者胖瘦等情况减去 2～5cm。<br>• 为了监测患者情况，应测量臂围，方法：肘窝以上四横指处，以后每次测量应于同一位置。 |
| 3．戴无菌手套，将 1 块无菌治疗巾垫在患者手臂下。 | |
| 4．以穿刺点为中心消毒，先用 75% 酒精消毒 3 遍，再用碘伏消毒 3 遍，直径 20cm，两侧至臂缘。更换无菌手套。 | • 消毒第一遍顺时针，第二遍逆时针，第三遍顺时针。<br>• 碘伏消毒范围需略小于酒精消毒范围。 |
| 5．无菌物品准备：将注射器、PICC 导管、肝素帽、生理盐水、透明敷料、输液贴等无菌用品准备于无菌区内。 | |

**续　表**

| 步　　骤 | 重点说明 |
| --- | --- |
| 6. 铺巾：铺孔巾，暴露穿刺点，并根据需要铺治疗巾，保证无菌区足够大。 | |
| 7. 预冲：预冲导管、连接器和肝素帽。 | |
| 8. 扎止血带。 | • 让助手在消毒区外扎止血带，使静脉膨胀。 |
| 9. 静脉穿刺：穿刺者一手固定皮肤，另一手以 15～30°角进针行静脉穿刺，见回血，减小穿刺角度，推进 1～2mm，保持钢针针芯位置，单独向前推进鞘管，避免由于推进钢针造成血管壁损伤。 | |
| 10. 撤出穿刺针针芯：松止血带，一手拇指固定鞘管，示指或中指按压鞘管末端处静脉，防止出血，另一手撤出针芯。 | |
| 11. 固定鞘管，将 PICC 导管自鞘管内缓慢、匀速地推进。 | • 置 PICC 导管时开始 1～2cm 快进，然后缓慢置入。 |
| 12. 撤出鞘管，插管至预定长度后，在鞘的末端处压迫止血并固定导管，然后撤出鞘管。 | • 至腋静脉时，嘱患者向静脉穿刺侧转头并低头，以防止导管误入颈静脉。 |
| 13. 撤出支撑导丝：将导管与导丝的金属柄分离，轻压穿刺点上，以保持导管的位置，缓慢将导丝撤出。 | |
| 14. 修剪导管长度：保留体外 5cm 导管以便于安装连接器，以无菌剪刀剪断导管。 | • 注意不要剪出斜面或毛碴。<br>• 导管最后的 1cm 一定要剪掉，以确保导管弹性良好，安装连接器后固定更佳。 |

续　表

| 步　骤 | 重点说明 |
| --- | --- |
| 15. 安装连接器：先将减压套筒套到导管上，再将导管连接到连接器翼形部分的金属柄上，注意一定要推进到底，导管不能起褶，将翼形部分的倒钩和减压套筒上的沟槽对齐，锁定两部分。<br>16. 抽回血和冲管：用注射器抽吸回血，然后用生理盐水 20ml 脉冲式冲管、正压封管，安装肝素帽。<br>17. 安装固定翼：清理干净穿刺点周围血迹，将导管出皮肤处逆血管方向盘绕一流畅的“S”弯，取出白色固定翼，捏住白色固定翼的两个翼形部分使其自然张开将白色固定翼加在距穿刺点 1cm 的导管上，并用无菌胶布加以固定。<br>18. 导管固定：先用无菌胶布固定 PICC 导管的连接器，穿刺点置纱布，透明贴膜加压粘贴。透明贴膜覆盖到连接器的翼形部分的一半，然后以抗过敏胶布交叉固定连接器和肝素帽。<br>19. 测量并记录上臂周长，测量部位要做好标记。<br>20. 尽快复查胸片，以再次确定导管位置，必要时调整导管长度及位置。 | • 连接器一旦锁定就不可以再拆开重装使用。 |

续 表

| 步　　骤 | 重点说明 |
| --- | --- |
| 21．整理用物，洗手。<br>**操作要领**<br>1．三慢：置入导管慢；拔除导丝慢；拔除导管慢。<br>2．穿刺时进针角度约为15～30°角，在血管上方直刺血管，见回血后，降低角度再进针少许，压迫导管尖端上1cm处之血管，退出针芯，送导管。<br>3．如为撕裂型插管鞘，撕套管针时注意保护皮肤（套管针完全退出皮肤后，再撕套管针）。 | **穿刺注意事项**<br>• 遇有出血倾向的患者，注意加压止血时间要长。<br>• 避免在瘢痕处静脉或静脉瓣处穿刺。<br>• 穿刺时避免损伤血管内膜和外膜，以免发生机械性静脉炎或渗漏。<br>• 注意避免穿刺过深而损伤神经。<br>• 注意避免刺入动脉，尤其是18个月内的患儿。 |

3．肝素帽使用法

● 目的

（1）为间歇性静脉输液治疗提供方便。

（2）减少患者反复穿刺的痛苦。

（3）减少因持续输液治疗给患者带来的不便及减轻并发症。

● 用物

治疗盘内放肝素帽、配置好的肝素盐水或0.9%生理盐水、无菌注射器、2.5%碘酒、75%酒精或络合碘等。

● 程序

| 步 骤 | 重点说明 |
|---|---|
| **准备**<br>1．洗手，戴口罩。<br>2．将用物准备好，带至患者床旁。<br>3．协助患者取舒适的体位，向患者解释使用肝素帽的目的和方法。<br>**操作**<br>1．打开肝素帽的包装，预冲肝素帽。<br>2．消毒导管或套管针的外壁。<br>3．将肝素帽插入导管或套管针的末端并固定。<br>4．根据需要连接输液装置或进行肝素封管。 | |

## 四、肛门给药法

### 栓剂使用法

● 目的

由肛门置入栓剂，经直肠粘膜吸收。

● 用物

一次性手套、药物、棉棒。

● 程序

| 步 骤 | 重点说明 |
|---|---|
| **准备** | **注意事项** |
| 1．依医嘱执行此项护理技术。 | • 栓剂需冰箱保存，防高温而溶解。 |
| 2．将用物准备好，带至患者床旁。 | • 欲置栓剂前，需先清除肠道粪便。 |

续　表

| 步　　骤 | 重点说明 |
| --- | --- |
| 操作<br>1．向患者解释肛门给药的目的，取得配合。<br>2．协助患者采取左侧卧位。<br>3．戴手套，以食指或棉棒将栓剂自肛门推入 3～4cm，推入时嘱患者深呼吸，以减轻肠道压力。<br>4．置入药物后，嘱患者维持原姿势 15 分钟，以防药物流出。<br>5．整理用物，洗手。 | • 不可太用力，以防伤及肠粘膜。 |

## 五、给药技术相关理论问答

1．口服给药的护理目标是什么？

答：①患者能正确、安全、主动配合服药；②患者服药后不适症状减轻或消失；③患者具有正确安全的用药常识及防病知识。

2．药疗的原则是什么？

答：①严格根据医嘱给药；②给药过程中严格执行三查（即操作前、操作中、操作后查）七对（即核对床号、姓名、药名、浓度、剂量、方法、时间）制度；③正确实施给药：掌握给药的剂量、浓度、时间，备好的药物及时使用，避免药物污染或药效降低，给药前向患者做好解释工作，并指导患者用药；④观察用药后的疗效和不良反应，必要时做好记录。

3．为患者发口服药应进行哪些方面的评估？应注意的事项有哪些？

答：评估内容：①目前病情、医嘱内容、所用药物性能及治疗目的；②一般情况：包括意识状态、活动能力、胃肠道症状、心理状态、合作程度；③健康教育的需要：如患者对病情的了解及药疗知识。

注意事项：①发药前收集患者资料进行评估，明确药物性能及治疗目的，严格做好“三查”“七对”，耐心解释，取得患者合作；②发药时应为危重和不能自理患者喂药，如遇鼻饲患者须将药研碎溶解后从胃管灌入；③根据药物性能向患者介绍服药注意事项，确保药效，如患者提出异议重新核对并适当解释；④发药后，随时观察服药效果及不良反应及时与医生联系酌情处理。

4．药品的保管原则是什么？

答：①保持药柜清洁，不宜阳光直射；②药物分类放置，现用现领，防止过期，剧毒及麻醉药要加锁保管，设立登记本，列入交班内容；③药瓶应有明显标签，药名应字迹清晰，并标明该药的浓度、剂量；④高危药品如：15% KCl、20% NaCl 及化疗药应标记清楚，单独存放；⑤定期检查药品，凡药品无标签或标签模糊，药物过期、变质、变色等均不能使用；⑥根据药物的性能保存：易氧化和遇光变质的药物，应装在有色密盖瓶中，阴凉处保存，如维生素、氨茶碱等；易挥发、潮解、风化的药物需装瓶盖紧，如乙醇、过氧乙酸等；易被热破坏的药物需冰箱内保存，如疫苗、抗毒血清等；⑦个人专用药，应单独存放，并注明床号、姓名。

5．发下列药物时如何指导患者服药？

答：根据药物的性能，掌握服用中的注意事项，并注意药物的相互作用及配伍禁忌。①碱性与酸性药物不宜同时服用；②刺激食欲的健胃药应在饭前服，以增进食欲。助消化药及对胃粘膜有刺激性药宜在饭后服，利于食物消化或减少对胃的刺激；③服用磺胺类药物后嘱患者多饮水，防止尿少引起肾小管阻塞，服发汗药后嘱患者多饮水可增强药物的疗效；④止咳糖浆类药服药后不宜饮水，同时服用多种药物一般应在最后服用；⑤服用强心苷类药时服药前先测心率，数脉搏 1 分钟，脉率 < 60 次/分或节律异常应停服，以免中毒；⑥小儿、危重患者、精神异常者及服用抗癌药、安眠药的患者应看患者服药后再离开；⑦铁剂、酸类等对牙齿有染色的药应用吸管且宜饭后服，服药时避免与牙齿接触，服药后应立即漱口。

6．如何使患者达到服药最佳疗效？

答：①发药前准确评估患者并做好服药指导；②严格掌握服药时间，尤其是对需维持一定血药浓度的药如抗生素等；③根据药物性质指导患者正确服药；④服药前应先饮少量的水润滑食管，服药时最好保持上身直立，服药后应多饮水，以协助药物下咽；⑤服药后注意患者用药后的效果及不良反应。

7．为患者进行皮下、肌内注射时需进行哪些护理评估？

答：注射前评估患者目的是了解患者的情况，操作时可采取相应的护理措施：①评估患者的病情、意识状态、用药目的等；②注射部位局部组织状况，有无炎症、硬结、瘢痕等皮肤疾患；③所需注射药液的性质、药液量等，选择合适的注射器及针头；④评估患者的自理能力、合作程度，对注射的方法、相关的药物治疗了解的知识水平，对疾病和注射时的心理反应等。

8．肌内注射时怎样协助患者使臀部肌肉放松？

答：如果取侧卧位时应使上腿伸直，下腿稍屈曲；采取卧位时应使患者足尖相对足跟分开，使臀部肌肉放松。

9. 怎样选择股外侧肌的注射部位？

答：股外侧肌的注射部位为大腿中段外侧，约 7.5cm 宽，位于膝上 10cm，髋关节下 10cm 左右。

10. 皮下注射的部位有哪些？

答：选择上臂三角肌下缘、前臂外侧、腹部、后背、大腿外侧方。

11. 肌内注射的部位有哪些？

答：应选择肌肉较厚，离大血管、大神经较远的部位，其中以上臂三角肌、臀大肌、臀中肌、臀小肌、股外侧肌为常选用。

12. 皮下、肌内注射的相同点与不同点是什么？

答：相同点：均是将无菌药液注入组织内，比口服药吸收发挥药效快。

不同点：①皮下注射是将小量药液注入皮下组织，肌内注射是将药液注入肌肉组织，可注射刺激性较强或药量较大的药物；②肌内注射比皮下注射更迅速发生疗效；③皮下注射针头和皮肤呈 30～40°角，不宜超过 45°角，以免刺入肌层；④肌内注射针头和皮肤呈直角；⑤注射部位不同。

13. 选择注射部位时哪些情况不宜进针？

答：注射部位在发炎、化脓、感染、硬结、疤痕及患有皮肤病时不能进针。

14. 臀大肌注射有哪几种定位方法？

答：有两种："十"字法、联线法。

"十"字法：从臀裂顶点向左或右侧画一水平线，然后从髂嵴最高点作一垂直平分线，将臀部分为四个象限，其外上象限并避开内角为注射区。

连线法：取髂前上棘和尾骨连线的外上 1/3 处为注射部位。

15．如何掌握无菌注射原则？

答：①保持环境清洁，无菌操作前 30 分钟停止清扫地面及减少人员走动；②操作前护理人员修剪指甲，洗手、戴帽子、口罩；③认真核对药物，检查安瓿有无破裂，药液有无沉淀、絮状物等，无菌盘、注射器等是否在有效期内，包装有无破损；④以注射点为中心，用安尔碘螺旋方式从中心向外旋转涂擦，直径在 5cm 以上消毒皮肤。

16．为患者注射时如何掌握无痛原则？

答：①注射时分散患者注意力取得患者合作，使肌肉松弛，易于进针；②注射过程中做到“二快一慢”，即进针快、拔针快、推药慢；③根据药物的性质选择合适注射器及针头，尤其是刺激性较强的药物，针头易粗长，且进针要深，否则易造成注射部位硬结；④为患者选择合适的卧位，使肌肉放松，可以减轻疼痛；⑤如同时注射两种以上的药物，注意配伍禁忌，应先注射刺激性小的，再注射刺激性强的药物，推药速度要慢；⑥需要长期注射时，应注意更换注射部位；⑦操作过程中，动作要熟练，也可减轻疼痛。

17．注射过程中如何做到安全、准确、无误，避免差错的发生？

答：①操作过程中严格执行无菌操作，防止感染；②严格执行“三查”“七对”制度；③根据药物的性质选择合适注射器及针头；④选择合适的注射部位，防止血管及神经的损伤；⑤注射药物要现用现配，并注意药物的配伍禁忌；⑥注射前应将空气排空，进针后抽回血；⑦熟练掌握无痛注射技术，注射过程中注意分散患者的注意力，以减轻疼痛。

18．静脉穿刺中常选择的上肢静脉有哪些？

答：常选择的上肢静脉有：手背静脉、正中静脉、贵要静脉、头静脉、尺静脉、桡静脉。

19．静脉穿刺中常选择的下肢静脉有哪几条？

答：常选择的下肢静脉有大隐静脉、足背静脉。

20．头皮静脉用于哪些患者？

答：只用于婴幼儿。

21．动脉取血时常选择哪些部位？

答：动脉取血时常选择：桡动脉、肱动脉、股动脉、足背动脉。

22．深静脉穿刺常选用哪些部位？

答：深静脉穿刺常选用：颈内静脉、颈外静脉、锁骨下静脉、股静脉。

23．股静脉、股动脉、股神经是如何分布的？

答：由外至内顺序为：N——神经，A——动脉，V——静脉。

24．如何选择静脉穿刺部位？

答：①根据静脉穿刺目的和治疗时间的长短：注射量大，时间短，针头粗，应选用大静脉；②根据使用药物的性质：具有刺激性的药物（如：高渗溶液、氯化钾、化疗制剂等），粘滞度大（如血液及其制剂），应选用大的血管；③长期输液，则由远端末梢的小静脉开始；④根据患者静脉的状况：应选择平滑、柔软、有弹性易于固定的静脉。不可采用硬化、发炎、浸润、栓塞或动静脉分流的静脉，避开皮肤上的瘀伤、血肿和静脉瓣；⑤根据患者安全、活动、舒适的需要：静脉穿刺部位应选择对患者活动限制最少的部位（如：

避开关节）。

25．为什么在不得已时才选用下肢静脉？

答：因下肢浅层静脉常连接较深部的静脉，浅层静脉形成血栓时极易扩散至深部静脉，进而导致血栓的形成。

26．患者的静脉不明显或不易触摸到时，该如何处理？

答：患者的静脉不明显或不易触摸到时，可轻拍打此部位或请患者做握拳、张拳的动作几次，另外使肢体低于心脏的位置或热敷，亦可促使血管胀大。

27．临床常用哪几种静脉穿刺针？穿刺针使用前的检查方法是什么？

答：常用静脉穿刺针有：头皮针、头皮套管针、套管针、深静脉插管。

穿刺针使用前应检查：包装有无破损、使用日期、有无松动、针头有无倒钩及粗糙。

28．所输注的液体应距注射部位多高？系止血带距穿刺点多少为宜？

答：挂液的高度：瓶口距注射部位 45 ~ 60cm 的高度。止血带应系在欲穿刺部位上方（近心端）5 ~ 10cm 处，且打结开口朝上。

29．静脉注射常见的失败原因有哪些？

答：①针头刺入较深，斜面一半穿透对侧的血管壁，有回血但部分药液溢至深层组织；②针头斜面一半在管腔外，有回血药液溢出至皮下；③针刺入太深，穿破对侧的血管壁，无回血，药液注入深部组织，有痛感，但局部不一定隆起。

30．某患者晨 9 点开始输液 100ml，每分钟 60 滴，问何时输完（应换液）（每毫升 20 滴）？

答：60 滴/分 = 3ml/min

100ml ÷ 3ml/min = 33.3 分钟 ≈ 33 分钟，液体大约在 9:33 Am 输完。

31．某患者输液 2000ml，需 9 小时完成，每分钟的滴数是多少（每毫升 20 滴）?

答：滴数为 74 滴/分。

具体计算方式 ① 2000 ÷ 9 = 222.2ml/h

② 222.2 ÷ 60 分钟 = 3.7ml/min

③ 3.7 × 20 滴 = 74 滴/min

32．长期输注，多少小时后应更换注射部位（指外周静脉），输注的溶液打开使用后不可超过多长时间（特殊用药除外）?

答：长期输注应 48 ~ 72 小时更换注射部位（指外周静脉），输注的溶液打开使用后不可超过 24 小时（特殊用药除外）。

33．静脉中注入多少空气可致命？怀疑空气栓塞时，应如何处理?

答：静脉中只要注入 10ml 的空气就可致命。

怀疑空气栓塞时应采取：①停止空气输入体内，更换输液器或排空输液器内的气体；②通知医生，将患者置于左侧卧位，头部放低，可使进入右心室的气体浮向心尖部，避开肺动脉入口；③给予吸氧，测量生命体征，密切观察患者病情，并遵医嘱采取相应的处理措施，做好病情记录。

34．请描述一下发生过敏反应常见的临床症状是什么？

答：发生过敏反应时患者会出现：发热，寒战，皮肤红疹或瘙痒、咳嗽、不安、呼吸困难、发绀、抽搐，严重者则会出现休克、意识丧失甚至死亡等临床症状。

35. 静脉炎一般有哪些表现？发现静脉炎时，可否立即给予热敷？

答：发生静脉炎时，患者手臂注射处沿着静脉出现一条红线，会有局部红、肿、热、压痛等症状。

发现静脉炎时不宜热敷，应选冰敷，以减少炎症反应。24 小时后可以局部热敷。

36. 请举出几种常用的等渗溶液？请举出几种常用的高渗溶液？

答：常用等渗溶液：5%葡萄糖，林格液，0.9%生理盐水等。

常用高渗溶液：10%葡萄糖，50%葡萄糖，20%甘露醇等。

37. 哪些液体输注时需要避光？

答：需要避光的液体有：硝普钠、对氨基水杨酸钠、卡铂、顺铂、更生霉素等。

38. 成人、小儿静脉点滴的速度如何掌握？

答：一般成人每分钟滴入 40 ~ 60 滴，或 60 ~ 80 滴（每毫升 20 滴）。儿童每分钟 20 ~ 40 滴，或根据患者具体情况而定。

39. 输液的目的和适应证是什么？

答：目的：①纠正水电解质失调，维持酸碱平衡；②补充营养，供给热能；③输入药物，治疗疾病；④增加血容量，维持血压；⑤利尿消肿。

适应证：①大出血、休克、严重烧伤患者；②不能由口进食，或不能消化经口摄入的食物；③某些药物易被消化液破坏或不被胃肠道吸收时；④各种重度及严重感染时。

40. 根据哪些因素来调节输液的滴速？

答：根据病情、年龄、药物性质、治疗需要来调节输液滴速，如年老体弱、婴幼儿、心肺疾患的患者输入时滴速宜慢；脱水严重、心肺功能良好者，速度可快；利尿脱水剂应快速输入；高渗盐水、含钾药、升压药等滴入速度宜慢。

41. 液体渗出血管外应给予何种处理？

答：输液时液体渗出血管外，应立即拔除穿刺针，重新选择血管穿刺。穿刺处出现肿胀过度，应立即给予冰敷。

42. 输液过程中常见的输液故障有哪些？

答：常见的输液故障有：液体不滴、滴管内液面过高、滴管内液面过低、输液管内液体自行下降、自动走空等。

43. 输液过程中护士如何观察？

答：①主动听取患者的主诉；②严密观察注射部位皮肤有无肿胀，管路是否连接正确且通畅，针头有无脱出、阻塞或移位；③针头与输液器连接是否紧密，输液管有无扭曲受压；④输液滴速是否适宜及输液瓶中剩余液体量。

44. 输液过程中如出现液体不滴应如何处理？

答：输液过程中出现液体不滴时应考虑：①针头滑出血管外，出现局部肿胀、疼痛后应重新穿刺；②针头斜面紧贴血管壁，应调整血管位置；③针头阻塞，挤压输液管，如无回血，更换针头重新穿刺；④压力过低时抬高输液瓶的位置；⑤出现静脉痉挛时进行局部热敷。

45. 为患者输液前应作哪些护理评估？

答：①向患者解释输液目的及配合方法、心理反应，以取得合作；②了解患者液体出入量、心肺功能、穿刺部位的皮肤完整性、静脉的位置、充盈度、弹性及活动度；③询问患者用手习惯，尽量避免在习惯用手输液，使其活动性受限；④询问患者有无需要帮助解决的问题（如排便、体位等)。

46. 输液过程中常见的输液反应有哪些?

答:发热反应、循环负荷过重(肺水肿)、静脉炎、空气栓塞。

47. 输液过程中患者出现发冷、寒战、发热等症状的原因是什么?采取哪些护理措施?

答:输液过程中患者出现发冷、寒战、发热等症状时首先考虑是输液反应,可能与输入的溶液、药品或输液器含有致热原有关,应及时采取措施。

具体护理措施如下:①减慢输液速度或停止输液,并及时通知医生;②对症处理:寒颤时可增加棉被、用热水袋保暖或给热的饮料,高热时予以物理降温,或根据医嘱给予药物;③保留剩余液体及输液用具,送检并作细菌培养,查找发热反应原因;④严格检查药液质量、输液用具包装及有效期,严格无菌技术操作,防止致热物质进入体内。

48. 注射对组织刺激性较强的药液时,为防止药液外溢,护士应如何操作?

答:注射对组织有强烈刺激的药物时,应准备抽好生理盐水的注射器。穿刺成功后先注入少量生理盐水,以证实针头在血管内,再更换药液注射。注射过程中,推注药液应匀速缓慢并间断回抽血检查针头是否在静脉内,若局部出现疼痛肿胀、无回血时提示针头脱出静脉,应立即拔针并密切观察注射部位组织变化,用50%硫酸镁热湿敷或中药热敷,防止药物外溢导致组织坏死。

49. 周围静脉输液法的目的是什么?

答:①纠正水和电解质失调维持酸碱平衡;②补充营养供给热能;③输入药物治疗疾病;④增加血容量维持血压;

⑤利尿消肿。

50．输液过程中出现肺水肿时，给患者20%～30%酒精湿化吸氧原理是什么？

答：因输液速度过快，或短时间内输入过多液体，致使循环血量急剧增加，心脏负荷过重出现肺水肿。输液过程中患者可出现胸闷、呼吸困难、咳嗽、气促、咳粉红色泡沫样痰，严重时痰液从口鼻涌出，两肺听诊可闻及大量湿啰音。因此应立即给予加压给氧，使肺泡内的压力增加，减少肺泡内毛细血管渗出液的产生，同时给予20%～30%酒精湿化吸氧，酒精有降低肺泡内泡沫表面张力的作用，使肺泡破裂，从而改善肺部的气体交换及缺氧状态。

51．输液时发生空气栓塞的原因是什么？应采取何种护理措施？

答：原因：输液时空气未排尽，输液管连接不紧密或加压输液、输血时无人守护致空气进入血管内，连续输液添加液体不及时等原因引起。患者突感胸闷、胸骨后疼痛，随即出现呼吸困难、严重发绀，心前区听诊可闻及响亮、持续的“水泡音”。进入少量空气时，可被肺动脉毛细血管吸收，损害较小；如空气量大，在右心室阻塞肺动脉入口，使血液不能进入肺内，导致机体严重缺氧，甚至引起死亡。

护理措施：①输液时发生空气栓塞后，立即通知医生，配合抢救。安慰患者减轻其恐惧感；②立即使患者左侧卧位和头低足高位。头低足高位可增加胸腔压力，减少空气进入静脉；左侧卧位可以使肺动脉的位置低于右心室，气泡则向上飘移到右心室，避开肺动脉入口，由于心脏搏动将空气混成泡沫，分次小量的进入肺动脉内，减少对机体的损害；③给予氧气吸入；④输液前应排尽输液管内的气体，输液过程中密切观察，加压输液、输血时专人守护，以防发生空气栓塞。

52．为患者进行静脉注射或采血时如何防止交叉感染？

答：①护理人员操作前认真洗手、操作后应消毒双手；②操作过程中严格执行无菌操作；③做到一人一根止血带，注射局部所垫治疗巾应一人一巾，用后消毒处理；④用过的注射器，针头丢入锐器盒内，注射器毁形统一处理；⑤用后的棉签等医疗垃圾集中焚烧处理。

53．如何预防青霉素过敏反应？

答：①使用青霉素前应询问三史（用药史、过敏史、家族史），且必须做过敏试验（首次使用、停药三天、使用中更换批号都应做皮试）；②已知有过敏史者禁止做过敏试验；③正确实施药物过敏试验（准确配置药液、注入的剂量、结果判断）；④实验结果阳性者应禁用青霉素，同时在有关医疗文件上注明，并告知患者或家属；⑤青霉素现用现配，以免影响治疗效果；⑥加强工作责任心，严格查对，注射前做好急救准备工作，每次注射后应观察30分钟。

54．青霉素过敏反应临床表现有哪些？护士如何配合抢救过敏性休克患者？

答：临床表现有：

（1）过敏性休克：①呼吸道阻塞症状为喉头水肿、肺水肿，表现为胸闷、气促等。②循环系统症状表现为面色苍白、血压下降、发绀及烦躁不安。③中枢神经系统表现为头晕、眼花、四肢麻木、抽搐、意识丧失等。④皮肤过敏症状：瘙痒、荨麻疹等。

（2）血清病型反应，用药后7～12天内迟发，表现为发热、皮疹、关节肿痛、全身淋巴结肿大、腹痛等。

(3) 皮肤过敏、呼吸道过敏、消化道症状等症状。

抢救：立即停药，通知医生，就地抢救。

(1) 患者平卧，以利于脑部血液供应，采取保暖措施，避免搬动患者。

(2) 皮下注射0.1%肾上腺素0.5～1ml，为抢救的首选药，具有收缩血管、增加外周阻力、兴奋心肌、增加心输出量、松弛支气管平滑肌的作用。如症状不缓解，每隔半小时重复注射0.1%肾上腺素0.5ml至症状缓解。

(3) 改善缺氧状态，予吸氧、注射呼吸兴奋剂、气管插管或行气管切开术，心跳骤停予以心肺复苏等。

(4) 遵医嘱用激素、血管活性药、抗组胺药。

(5) 随时监测T、P、R、BP等生命体征变化并监测尿量变化，遵医嘱纠正酸中毒，做好病情动态变化记录。

55. 何为破伤风抗毒素“脱敏注射法”？何种情况下采用“脱敏注射法”？

答：在使用破伤风抗毒素前将破伤风抗毒素稀释后，分小量多次注射到体内，避免因大量变应原与肥大细胞上IgE抗体结合而引起剧烈反应，这种小量分次注入变应原，耗竭体内IgE，使机体脱敏的方法称为“脱敏注射法”。脱敏注射法用于皮内过敏试验为阳性而又必须注射者。

56. 破伤风抗毒素脱敏注射的具体方法如何操做？

答：方法：将破伤风抗毒素1ml用生理盐水稀释至10ml，先肌内注射1ml，观察5分钟如无过敏反应症状再注射3ml，再观察15分钟，如仍无过敏反应将所剩药液一次注射完毕。或者采用如下方法：

TAT 脱敏注射剂量表

| 次数 | 抗毒血清(ml) | 等渗盐水(ml) | 注射方式 |
|---|---|---|---|
| 1 | 0.1ml | 0.9ml | 肌内注射 |
| 2 | 0.2ml | 0.8ml | 肌内注射 |
| 3 | 0.3ml | 0.7ml | 肌内注射 |
| 4 | 余量 | 稀释至 1ml | 肌内注射 |

57. 血液送至病房后护士与送血人员核对内容是什么?

答: 血液送至病房后，护士与送血人员首先进行交接核对: ①持交叉配血报告单与病历或诊断牌核对受血者姓名、病案号，确认输血患者；②核对交叉配血报告单: 受血者科别、姓名、病案号、血型（包括 Rh 因子)、血液成份、有无凝集反应；③核对血袋标签: 献血者姓名、血型（包括 Rh 因子)、储血号及血液有效期；④确认交叉配血报告单和血袋标签上的血型（包括 Rh 因子)、储血号是否一致；⑤检查血袋有无破损及渗漏、血袋内血液有无溶血及凝块。核对无误后，双方在交叉配血报告单上签字。

58. 输血前护士核对内容是什么?

答: 输血前，必须由两名医护人员持受血者病历、交叉配血报告单、血袋共同核对患者姓名、病案号、血型（包括 Rh 因子)、血液成份、有无凝集反应及献血者姓名、血型、储血号及血液有效期；同时让患者自述姓名及血型（包括 Rh 因子)，经核对无误后，开始进行输注。

59. 如何保证静脉输血的顺利进行?

答: ①输血应遵照医嘱，输血前认真核对血液制品；②输血过程中严格执行无菌操作技术；③输注用前将血袋内的成份轻轻混匀，避免剧烈震荡；④血液内不得加入药物，如需稀释只能用无菌生理盐水；⑤连续输注不同供血者的血液时，前一袋血输尽后，用少量无菌生理盐水将输血器管道冲洗干净，再接下一袋血继续输注；⑥输血过程中应先慢后快，根据病情和年龄调整输注速度，并严密观察有无输血不良反应；⑦疑为溶血性或细菌污染性输血反应，应立即停止输血，用无菌生理盐水维护静脉通路，及时报告上级医师，积极治疗抢救；⑧输血后，认真检查穿刺部位有无血肿或渗血，空血袋保留24小时，交叉配血报告单贴在病历中保存；⑨血液送达病房后应在4小时之内输用，不得自行贮血；⑩如有输血不良反应，应记录反应情况，并将原血袋送至输血科查明原因。

60．输血反应有哪些？输血过程中如出现异常情况处理措施是什么？

答：输血反应有：①发热反应：致热源引起，输血过程中或输血后1～2小时发生；②过敏反应：血液中含有致敏物质，患者为过敏体质或多次输血产生过敏性抗体后，再次输血抗原、抗体作用产生过敏反应，多数发生在输血后或即将结束时；③溶血反应：为最严重的输血反应。输血前红细胞被破坏，输入异型血，Rh因子所致等，在输血10～15ml后即可产生症状；④大量输血后反应：输入大量库存血，指1次或1天内输入血量大于1500ml以上。库存血的血小板被破坏，凝血因子减少所致；⑤其他：空气栓塞、细菌污染反应及因输血传染的疾病（病毒性肝炎、艾滋病等）。

输血过程中如出现异常情况应：①立刻减慢或停止输血，用无菌生理盐水维持静脉通路；②核对病历、交叉配血报告单、血袋标签的各项内容；③立即通知值班医师和输血科（血库），密切观察、治疗和抢救患者，并将原袋余血送至输血科查明原因；④认真做好治疗、抢救记录。

61．为什么输入大量库存血后患者易出现手足抽搐、心率减慢等症状？如何预防？

答：因大量输血同时也输入了大量枸橼酸钠。如患者肝功能不全，肝脏无法及时将枸橼酸钠氧化破坏，致体内枸橼酸钠未被氧化即和血中游离钙结合而使血钙下降，即出现以上症状。为预防低血钙的发生，在患者输入库存血 1000ml 以上时，必须按医嘱静脉注 10%葡萄糖酸钙或氯化钙 10ml，以补充钙离子。

62．使用静脉留置针过程中注意事项是什么？

答：①使用静脉留置针前评估患者并取得合作；②选择血管应由远心端到近心端，根据所用药物的性质、量选择弹性好、走向直、清晰的血管便于穿刺；③排尽空气防止空气进入血管形成空气栓塞；能下地活动的患者，避免选择下肢静脉；④输液过程中加强巡视，观察针头有无脱出、输液是否通畅、局部有无肿胀、漏液等；⑤24 小时连续输液时每天更换输液器；⑥注意保护有留置针的肢体，不输液时尽量避免肢体下垂，以免因重力作用造成血液回流堵塞针头；⑦每次输液前后应检查留置针处皮肤及静脉走向有无红、肿，如有异常更换肢体另行穿刺；⑧静脉留置针一般可保留 3～5 天，最好不超过 7 天。

63．输血的目的是什么？

答：①补充血容量，改善血液循环，用于大量出血或失液引起的休克；②增加血红蛋白，促进携氧功能，用于贫血的患者；③增加蛋白质，纠正低蛋白血症，维持胶体渗透压，减轻组织水肿，用于凝血功能异常患者；④输入新鲜血，补充凝血因子，用于凝血功能异常患者；⑤补充抗体，增加机体抵抗力。

64．成份输血的优点及种类有哪些？

答：根据血液成份比重不同，将血液成份进行分离，加工成各种血液制品，根据病情有针对性的补充。

优点：疗效好、纯度高、体积小、副反应少，血中含钾、氨、枸橼酸盐低，适用于肝、肾、心功能不全患者；稳定性好，便于保存和运输；一血多用，节约用血。

种类有：①红细胞制品：浓缩红细胞用于血容量正常，需补充红细胞的贫血患者，分离后24小时内使用；洗涤红细胞适用于贫血和一氧化碳中毒的患者；②白细胞浓缩悬液：48小时内使用，并在4℃冰箱内保存，适用于粒细胞减少合并严重感染的患者；③血小板浓缩悬液：应在24小时内使用，并保存在22℃的ACD保养液中，适用于血小板减少和血小板功能障碍性出血的患者。使用前先轻摇，使沉淀的血小板悬浮于血清中，80～100滴/分钟；④血浆：主要为血浆蛋白，不含血细胞。

# 第九章　冷热疗法

## Cold and Hot Compress

### 一、局部冷热疗法

1．热水袋使用法

● 目的

保暖、舒适、解痉、镇痛。

● 用物

热水袋、布套、水温计、量杯、水罐内盛热水（成人70℃，老人和小儿不超过50℃）、毛巾。

● 程序

| 步　　骤 | 重点说明 |
|---|---|
| **准备** | |
| 1．依医嘱执行此项护理技术。 | |
| 2．准备1000～1500ml热水，水温60～70℃。 | • 老人、小儿、昏迷、用热部位感知觉麻痹、麻醉尚未清醒的患者水温不能超过50℃。 |
| 3．检查热水袋有无破损后，取下塞子，灌入热水至1/2～2/3满。 | • 避免烫伤操作者的手。 |
| 4．将热水袋逐渐放平，排尽袋内气体，旋紧塞子。 | |
| 5．擦干热水袋外部，倒提热水袋并轻轻摇动，检查塞子部位有无漏水。 | |

续 表

| 步 骤 | 重点说明 |
| --- | --- |
| 6．将热水袋装入布套内。<br>7．携热水袋到患者床旁。 | • 不能直接与皮肤接触。 |
| **操作**<br>1．向患者做好解释取得合作。<br>2．将准备好的热水袋放置所需位置。 | • 热水袋不可放在皮肤之间如腋下、腹股沟等部位，以免发生烫伤。<br>• 组织积液所致的疼痛及新鲜软组织不可用热水袋。<br>• 倾听患者的主诉，并观察患者用热局部情况，发现皮肤潮红应停止使用并局部涂凡士林。 |
| 3．用热 30 分钟后，撤掉热水袋，协助患者取舒适卧位。<br>4．将热水袋倒空，倒挂晾干后吹气，旋紧塞子。<br>5．热水袋的布套按消毒要求进行处理，备用。<br>6．洗手，做记录。 | |

2．热水坐浴法

● 目的

减轻局部疼痛、水肿、炎症，使患者清洁、舒适。

● 适应证

会阴、肛门、外生殖器疾患及盆腔充血、水肿、炎症及疼痛。

● 用物

坐浴椅上置坐浴盆，内盛 38～41℃热水 1/2 满，无菌纱布、水温计、毛巾，屏风、便器。

● 程序

| 步　　骤 | 重点说明 |
|---|---|
| **准备** | |
| 1．洗手，准备用物。 | |
| 2．将用物携至患者床旁，核对并向患者解释操作的目的及配合方法，取得患者的合作。 | |
| 3．依气候关闭门窗，调节室温，遮挡患者。 | |
| 4．嘱患者排空二便。 | |
| **操作** | |
| 1．协助患者试水温，适应后再坐入水中。 | |
| 2．坐浴时间为 15～20 分钟，坐浴完毕擦干臀部，协助患者穿好衣裤。 | |
| 3．协助患者采取舒适卧位休息，并整理床单位。 | |
| 4．整理用物，坐浴盆清洁、消毒后放原处备用。 | |
| 5．洗手，做记录。 | |

3．热湿敷法

● 目的

促进局部血液循环、消炎、消肿、减轻疼痛。多用于急性感染部位。

● 用物

小水盆、水温计、热水袋或热源；治疗盘内放：弯盘、纱布、敷布2块、止血钳2把、凡士林、棉签、油布治疗巾、毛巾。必要时备屏风、伤口换药用物。

● 程序

| 步　　骤 | 重点说明 |
|---|---|
| **准备** | |
| 1．洗手，将用物备齐，带至患者床旁。 | |
| 2．核对患者，做好解释，取得合作。 | |
| 3．依气候关闭门窗，调节室温，遮挡患者。 | |
| **操作** | |
| 1．协助患者采取适当且舒适的体位，充分暴露治疗部位。 | |
| 2．将油布治疗巾铺于治疗部位下，患处涂凡士林，盖单层纱布。 | |
| 3．将敷布浸于热水中，双手各持一把钳子将敷布拧至不滴水，抖开敷布，折叠后敷于患处。 | • 护士可用自己手腕掌侧皮肤测温，以不烫为准。<br>• 观察局部反应，当敷布温度降低后，及时更换，保证热湿敷效果。 |
| 4．热湿敷15～20分钟后，撤掉敷布和纱布，擦去凡士林油，协助患者穿衣，并取舒适卧位。 | |
| 5．整理用物。 | |
| 6．洗手，做记录。 | • 记录治疗部位、时间、效果及反应。 |

4．烤灯疗法

● 目的

消炎、解痉、镇痛、促进创面干燥结痂、保护上皮，利于伤口愈合。

● 适应证

用于感染的伤口、压疮、臀红、神经炎、关节炎等。

● 用物

烤灯、屏风。

● 程序

| 步骤 | 重点说明 |
| --- | --- |
| **准备** | |
| 1. 洗手，准备用物，检查烤灯性能。 | |
| 2. 将用物携至患者床旁，核对并向患者解释操作目的及配合方法，取得患者的合作。 | |
| 3. 依气候关闭门窗，调节室温，遮挡患者。 | |
| **操作** | |
| 1. 协助患者暴露治疗部位，并取舒适卧位。 | |
| 2. 接通电源，打开开关，调节灯与治疗部位的距离，开始照射。 | • 观察局部反应，倾听患者主诉。<br>• 根据烤灯及时间的不同要求掌握照射距离，一般照射距离以 30～50cm、时间以 20～30min 为宜。 |
| 3. 照射完毕，关闭开关，切断电源；协助患者穿好衣服，取舒适卧位。 | • 治疗后，患者一般在室内休息 15min 左右，不宜立即离开。 |
| 4. 整理用物，将烤灯放回原处，备用。 | |
| 5. 洗手，做记录。 | • 记录治疗部位、效果及反应。 |

5．冰袋（冰帽）使用法

● 目的

降低体温、局部消肿、止血、阻止发炎或化脓，减轻疼痛。

● 用物

冰袋（冰帽）、及布套、冰、盆、冷水、毛巾、勺。

● 程序

| 步骤 | 重点说明 |
|---|---|
| **准备** | |
| 1．核对医嘱。向患者做好解释，取得合作。 | |
| 2．洗手，将用物备齐，并携带到患者床旁。 | |
| **操作** | |
| 1．将冰块放入冰袋（冰帽）中至1/2满，排气后扎紧袋口，擦干冰袋外部水迹，倒提冰袋，检查有无漏水，套上布套。 | • 不可将冰袋直接与患者皮肤接触。 |
| 2．将冰袋放置到患者用冷部位。 | • 一般用于皮肤薄而有大血管分布处，如腋下、腹股沟等处。 |
| 3．用冷30分钟后撤掉冰袋，协助患者取舒适卧位，整理床单位。 | • 高热患者降温，冰袋应置于前额、头顶和大血管分布处。 |
| 4．将冰袋倒空，倒挂，晾干备用。 | • 长时间用冷的患者，需间隔1小时后再重复使用。 |
| 5．消毒冰袋布套，整理用物。 | |
| 6．洗手，做记录。 | |

6. 温水擦浴法

● 目的

1. 为高热患者降低体温。

2. 促进患者入睡，增加舒适。

● 用物

盆内盛 32 ~ 34℃温水，大纱布垫（小毛巾）2 块、大浴巾、热水袋（60 ~ 70℃）、热水袋布套、冰袋，按需要准备衣物、便器、屏风。

● 程序

| 步　骤 | 重点说明 |
|---|---|
| **准备** | |
| 1. 核对医嘱,备齐用物,带至患者床旁。 | |
| 2. 向患者及家属解释操作目的及配合方法，取得患者的合作。 | |
| 3. 拉好窗帘，调节室温，遮挡患者。 | • 保护隐私。 |
| **操作** | |
| 1. 松开患者床尾盖被，协助患者脱去上衣，松开裤带。 | |
| 2. 置冰袋于头部。 | |
| 3. 暴露擦拭部位，下面垫大浴巾；以浸湿的纱布或小毛巾包裹手掌，挤干，边擦边按摩，最后以浴巾擦干。 | • 掌握好水温，防止过冷刺激患者。<br>• 若四肢发冷，足下放热水袋。 |
| 4. 擦拭顺序：<br>（1）侧颈、肩、上臂外侧、前臂外侧、手背。<br>（2）侧胸、腋窝、上臂内侧、肘窝、前臂内侧、手心。<br>（3）颈下肩部、臀部（此时协助患者穿好上衣，脱下裤子）。<br>（4）髋部、下肢外侧、足背。 | • 腋窝、肘窝、腘窝、手心、腹股沟处，擦拭时应稍加用力并适当延长时间，以增加血液循环，促进散热。<br>• 禁忌擦拭胸前区、腹部、后颈部、足心部位。 |

续　表

| 步　　骤 | 重点说明 |
| --- | --- |
| （5）腹股沟、下肢内侧、内踝。<br>（6）臀下沟、下肢后侧、腘窝、足跟。<br>5. 协助患者穿好裤子，取舒适卧位，整理床单位。<br>6. 整理用物，按消毒隔离要求处理后，放回原处。<br>7. 洗手，做记录。<br>8. 半小时后测量体温，绘制在体温单上。 | • 擦浴全过程在 20 分钟以内。<br>• 记录擦浴时间、效果及患者反应。 |

7. 酒精擦浴法

● 目的

为高热患者降低体温。

● 用物

治疗盘内放治疗碗（内盛 25% ~ 35% 酒精 100 ~ 200ml，温度 27 ~ 37℃），小毛巾 2 块、大毛巾、冰袋及套、热水袋及套、清洁衣裤，便器及屏风。

● 程序

| 步　　骤 | 重点说明 |
| --- | --- |
| **准备**<br>1. 遵医嘱执行此操作。<br>2. 备齐用物携至患者床旁。<br>3. 核对患者并向患者解释此操作的目的及方法，以取得患者合作。 | |

续　表

| 步　骤 | 重点说明 |
| --- | --- |
| **操作** | |
| 1．屏风遮挡患者，松开盖被，按需给便器。 | |
| 2．协助患者脱去上衣，解松腰带，露出一侧上肢，下垫大毛巾。 | • 患者脸色潮红，为避免脑部充血，可于头部置冰袋。 |
| 3．将浸有酒精的小毛巾拧至半干呈手套式缠在手上，以离心方向用轻拍法擦拭身体。 | • 患者四肢发冷，可于足底置热水袋。 |
| 4．擦拭顺序：自颈部侧面沿上臂外侧拍拭至手背，再自侧胸经腋窝沿上臂内侧至手掌。拍拭毕，用大毛巾擦干皮肤，同法擦拭对侧，每侧各擦拭 3 分钟。 | • 勿用力擦拭，以免产热，并随时注意患者反应。 |
| 5．嘱患者侧卧，露出背部，下垫大毛巾，用同样手法拍拭全背。擦毕，再用大毛巾拭干，更换上衣。 | • 擦拭时应避开前胸部位。 |
| 6．协助患者脱裤，露出一侧下肢，下垫大毛巾。 | • 禁拭后项、前胸区、腹部和足底等处，以免引起不良反应。 |
| 7．擦拭顺序：自髂骨沿大腿外侧拍拭至足背，再自腹股沟沿大腿内侧拍拭至内踝，然后自腰经大腿后侧，再经腘窝至足跟。拍拭毕，用大毛巾拭干皮肤。同法擦拭对侧，每侧下肢各擦拭 3 分钟。 | • 拭浴过程中，患者如出现寒战、面色苍白、脉搏及呼吸异常时，应立即停止，并及时与医生联系。 |
| 8．更换裤子，取下热水袋，整理床单位，协助患者盖好被子。 | |
| 9．清理用物，按消毒隔离要求处理后，放回原处。 | |

续 表

| 步 骤 | 重点说明 |
|---|---|
| 10. 洗手，做记录。<br>11. 半小时后测量体温，绘制在体温单上。 | • 体温降至39℃以下，即取下头部冰袋。 |

## 二、冷热疗法相关理论问答

1. 热疗的目的是什么？

答：促使炎症消散或局限；缓解疼痛；减轻深部组织充血；为患者保暖。

2. 热疗的禁忌证是什么？

答：急腹症未明确诊断前；面部危险三角区合并感染；盆腔脏器急性炎症、出血；软组织损伤或扭伤早期（24～48小时）。

3. 婴幼儿、老人、昏迷及肢体麻痹的患者使用热水袋时应注意什么？

答：婴幼儿、老人、昏迷及肢体麻痹的患者应用热水袋时，温度控制在50℃以内，并多包一块大毛巾，或放在两层毛毯之间，使热水袋不直接接触患者皮肤，以免引起烫伤等意外事件的发生。

4. 热水坐浴的禁忌证是什么？

答：禁忌证：女患者经期、妊娠后期、阴道出血、盆腔器官急性炎症、产后2周之内不宜热水坐浴，以防感染。

5. 热水坐浴的目的及适应证是什么？

答：目的：减轻盆腔、直肠器官的淤血、炎症、水肿和疼痛，使局部清洁，患者感到舒适。

适应证：适用于手术后、会阴及肛门疾病的患者。

6．进行湿热敷时如何防止患者烫伤？

答：湿热敷常用于消炎、消肿、解痉和镇痛。在湿热敷部位涂抹凡士林，范围大于热敷面积，盖单层纱布保护皮肤。将湿敷料拧至不滴水为宜，并放于手腕掌侧试温，以不烫手为宜，折叠后敷于患处。如患者感觉过热时可揭开敷布一角散热，热敷过程中密切观察局部皮肤和全身反应。热敷水温控制在50～60℃，时间3～5分钟更换一次敷料，每次热敷时间为15～20分钟。

7．使用热水袋过程中应注意什么？

答：①使用热水袋之前应评估患者的病情是否能用热疗法，有无禁忌证，及患者对热疗的心理反应和合作程度；②热水袋应灌制1/2～2/3满为宜，水温应控制在60～70℃，并套好布套；③对婴幼儿、老年人、神志不清、末梢循环不良等患者，热水袋温度在50℃以内，外包裹大毛巾，以免患者烫伤；④使用热水袋过程中经常观察皮肤颜色，如出现潮红应立即停止使用，局部涂抹凡士林保护；⑤及时更换热水袋，严格执行交接班制度。

8．急性细菌性结膜炎为何不能热敷？

答：使用热敷可使局部温度升高，利于细菌繁殖及分泌物增加，从而使炎症加重。

9．为何面部鼻唇沟处疖肿不能做热敷？

答：因鼻唇沟处于面部三角区范围之内，此处有丰富的淋巴管及血管，静脉与颅内相通，且无静脉瓣，血液可以逆流。当发生疖肿感染时做热敷，会促进血流的增加，使局部病灶的细菌经内眦静脉到达颅内，引起海绵窦炎症。因此面部鼻唇沟处疖肿不能做热敷。

10．使用红外线灯的目的及方法是什么？

答：常用于消炎、解痉、阵痛，促进创面干燥、结痂和肉芽组织生长。

方法：选用适当功率的灯泡，充分暴露治疗部位，照射距离为30～50cm，时间为20～30分钟。

11．冷疗的目的是什么？

答：减轻局部充血或出血；减轻疼痛；控制炎症扩散和化脓；降低体温。

12．冷疗的禁忌证及禁忌部位是哪些？为什么？

答：禁忌证：组织破损急慢性炎症；局部血液循环障碍。

禁忌部位：枕后、耳郭、阴囊部位用冷易引起冻伤；心前区用冷易引起反射性心率减慢、心律不齐；腹部用冷易引起腹泻；足底用冷可因末梢血管收缩而影响散热，或反射性地引起一过性的冠状动脉收缩。

13．临床使用冰袋多长时间为宜？为什么？

答：在无药物辅助或低温设备下，一般用冷时间不应大于15～20分钟，时间过长或反复用冷可导致不良反应，如出现寒战、面色苍白等症状。局部用冷时间过长，造成局部营养、生理功能及细胞代谢障碍，直至组织脱落死亡。因此用冷过程中，应严密观察皮肤情况，避免冻伤。

14．酒精擦浴时冰袋、热水袋应放置在何部位？为什么？

答：为防止擦浴时全身皮肤血管收缩使脑血流量突然增多，而引起头痛，酒精擦浴时将冰袋置于头部，并帮助降温；将热水袋置于足底，促进足底局部末梢血管扩张，有利于散热。

15．酒精擦浴过程中如何观察病情？

答：酒精擦浴过程中应注意患者全身情况，如出现寒战、面色苍白、脉搏或呼吸异常时，应停止操作并通知医生。

16．酒精擦浴过程中的注意事项有哪些？

答：①酒精擦浴前应评估：患者的病情、年龄、体温、对冷刺激的耐受程度、合作程度、环境是否隐蔽，及患者对擦浴的心理反应；②使用27～37℃的25%～35%的酒精100～200ml，以离心方向擦拭四肢及背部，每个肢体及背部各擦3分钟；③擦拭前头部放冰袋，足部放热水袋；④操作过程中随时询问患者的感受，如不适立即停止操作，及时给予相应处理；⑤擦拭完毕取下热水袋，30分钟后测量体温，体温降至39℃以下撤下头部冰袋。

# 第十章 标本采集

## Specism Collection

### 一、各种标本收集法

1. 静脉采集血标本法

● 目的

（1）检查血液中血球、血浆、血型、抗原及血中各种化学成分等的变化，作为协助诊断疾病、治疗的参考或提供依据。

（2）判断患者病情的进展情况。

（3）检查血清中药物浓度，作为调整剂量的参考。

● 用物

治疗盘、皮肤消毒溶液（络合碘或2.5%碘酒和75%酒精）、无菌棉棒、止血带、注射器、标本容器（按需要备抗凝管或血培养瓶）、化验单、污物袋。

● 程序

| 步骤 | 重点说明 |
| --- | --- |
| **准备** | |
| 1. 核对医嘱，粘贴化验单于标本容器上。 | • 根据不同的检验目的，选择试管。 |
| 2. 洗手，戴口罩。 | |
| 3. 备齐用物携至患者床旁，核对患者，并向患者做好解释，取得配合。 | • 需空腹抽血时，应事先通知患者，避免因进食而影响检验结果。 |

续　表

| 步　　骤 | 重点说明 |
| --- | --- |
| **操作** | |
| 1．协助患者取舒适卧位，并暴露采血部位。 | |
| 2．选择合适静脉，在穿刺点的上方约 6cm 处系止血带，常规消毒皮肤，嘱患者握拳。 | • 严禁在输液、输血的通路内抽取血标本；如需采血时，应在对侧肢体穿刺取血。 |
| 3．按静脉穿刺法穿刺血管，见回血后抽取所需血量。 | • 一般血培养取血 5ml，亚急性细菌性心内膜炎患者，因血中细菌数目较少，为提高细菌培养阳性率，应取血 10～15ml。 |
| 4．松开止血带，嘱患者松拳，迅速拔出针头，用棉球按压穿刺点 1～2 分钟。 | |
| 5．取下针头，将血液沿管壁缓慢注入相应试管内。 | • 应先注入血培养瓶，其次注入抗凝管，最后注入干燥试管。<br>• 注入抗凝剂试管时，立即轻轻摇动，使血液和抗凝剂混匀，防止凝固。<br>• 切勿将泡沫注入试管，避免震荡，以防红细胞破裂而造成溶血。 |
| 6．采血完毕，协助患者穿好衣服并取舒适卧位。 | |
| 7．整理用物。 | |
| 8．按规定处理医用废物。 | • 针头、注射器弃入锐器盒中。 |
| 9．将血标本连同检验单及时送验，洗手后记录。 | |

2．真空采血管取血法

● 目的

同静脉采血法。

● 用物

同静脉穿刺法，另备一次性真空采血管、穿刺针头、针筒套等。

● 程序

| 步　骤 | 重点说明 |
| --- | --- |
| **准备** | |
| 1．核对医嘱，根据检查内容选择适当的真空采血管，粘贴化验单于标本容器上。 | • 检查真空采血管有效期。 |
| 2．洗手，戴口罩。 | |
| 3．备齐用物携至患者床位，核对无误后，向患者解释穿刺取血的目的和注意事项。 | |
| **操作** | |
| 1．协助患者取舒适卧位，并暴露采血部位。 | |
| 2．选择合适的静脉，在穿刺点的上方约6cm处系止血带，常规消毒皮肤，嘱患者握拳。 | |
| 3．按静脉穿刺法穿刺血管，穿刺成功后将真空采血管沿针筒套后端稍用力推入，使针头刺破管盖，此时血液即可顺压力差流入管内。 | • 需要用多管采血时，针头固定不动，将预先准备好的真空采血管依次推入，采血后取出即可。 |
| 4．采血完毕，协助患者穿好衣服并取舒适卧位，整理用物。 | |
| 5．按规定处理医用废物。 | • 针头弃入锐器盒中。 |
| 6．将血标本连同检验单及时送验，洗手后记录。 | |

3．血气标本采集法

● 目的

（1）了解患者氧合及酸碱平衡情况；

（2）为治疗、用药提供依据。

● 用物

同静脉穿刺法、血气专用穿刺针或加肝素抗凝剂的注射器、橡皮塞。

● 程序

| 步　　骤 | 重点说明 |
|---|---|
| **准备** | |
| 1．洗手，戴口罩。 | |
| 2．备齐用物携至患者床旁。 | |
| 3．核对患者并向其解释取血目的及注意事项。 | • 检查血气专用针的有效期及包装完整性。 |
| **操作** | |
| 1．协助患者取舒适卧位，暴露采血部位；必要时应用屏风遮挡患者。 | |
| 2．选择穿刺动脉，消毒皮肤，并同时消毒准备触摸穿刺部位的指尖。 | • 动脉血气检查多选用桡动脉、肱动脉、股动脉。 |
| 3．取出血气专用针，取下针帽，左手触摸穿刺部位脉搏的搏动点，右手持空针，在触到脉搏的两指尖缝处垂直插入针头并调节穿刺的深度，待血液流入空针内，至所需血液量。 | |
| 4．拔针后，加压止血 5～10 分钟。 | • 示指用力压迫，不要揉，直至确认无出血后方可松开。 |
| 5．迅速将血气针针头插入橡皮塞，以隔绝空气。 | • 如需等待，应将标本置于 0～4℃冰箱内保存，不得超过 1 小时。 |

续 表

| 步 骤 | 重点说明 |
|---|---|
| 6．整理用物，及时送检。<br>**使用一般注射器取血的方法**<br>1．用2ml注射器，连接7号针头，吸取1∶500肝素生理盐水溶液1ml，将活塞来回抽动，使内壁沾匀肝素盐水，再全部推掉。<br>2．将活塞推至空针筒顶端后不再回拉，以保持注射器内无空气。<br>3．选择动脉，穿刺取血同上操作2～5。<br>4．搓动注射器，使血与肝素盐水混合。<br>5．整理用物，及时送检。 | • 血标本必须隔绝空气。 |

4．尿标本收集法

● 目的

检查尿液的成分、性质，以协助诊断病情及作为治疗参考。

● 用物

标本容器、有盖试管、化验单，必要时备清洁的便盆或便壶。

● 程序

| 步 骤 | 重点说明 |
|---|---|
| **准备**<br>1．按医嘱将化验单粘贴于标本容器上。<br>2．携用物至患者床旁。<br>3．核对，并向患者解释留尿标本的目的和方法。 | • 女性患者月经期不宜留取尿标本。 |

续 表

| 步 骤 | 重点说明 |
|---|---|
| **操作**<br>1. 嘱患者留取清晨第一次尿，约30ml。 | • 留取尿标本前先洗手。<br>• 晨尿浓度较高，未受饮食影响，检验结果更有意义。<br>• 会阴分泌物过多时，应先清洁或冲洗，再留取尿液。<br>• 不可将粪便混于尿液中。 |
| 2. 协助卧床患者使用便器，留取尿液。<br>3. 留置导尿的患者，将尿袋下方引流孔打开收集尿液于标本容器内。<br>4. 昏迷或尿潴留患者可通过导尿术留取标本。 | |
| 5. 洗手，将尿液标本及时送检。 | • 应于30分钟内送检，避免放置过久造成尿液 pH 值上升。 |
| 6. 记录。 | |

5．粪便标本收集法

● 目的

检查粪便的性状及肠内寄生虫、虫卵、病原菌、微生物或潜血反应试验。

● 用物

粪便收集盒、棉签，必要时备便盆及屏风。

● 程序

| 步　　骤 | 重点说明 |
|---|---|
| **准备**<br>1. 按医嘱将化验单副联贴于蜡纸盒上。<br>2. 核对，向患者讲解留取标本的目的及方法，取得配合。<br>3. 洗手。 | |
| **操作**<br>1. 粪便常规检查：<br>(1) 请患者至厕所，将大便解于干净的便盆中。 | • 患者先排空膀胱。 |
| (2) 协助卧床患者床上使用便盆。<br>(3) 用棉签取5g异常大便（似蚕豆大小），放入蜡纸盒中送检。 | • 如为稀便或水便，用吸管吸取1～2ml置入收集盒中。 |
| 2. 粪便细菌培养：<br>(1) 嘱患者排便于便盆内。<br>(2) 用消毒棉签采取粪便的异常部分于蜡纸盒内或试管内。 | |
| (3) 如患者无便意时，可用肠拭子蘸等渗盐水，由肛门插入直肠6～7cm处，轻轻转动，取出粪便少许，放入无菌培养试管中，盖好送验。 | • 注意操作中不可污染肠拭子。 |
| 3. 粪便寄生虫及虫卵检查：<br>(1) 检查寄生虫卵的粪便标本：<br>1) 检查寄生虫卵时，从不同部位取带血及粘液的便标本5～10g。<br>2) 检查蛲虫卵，应在23点左右，患者感觉肛门周围发痒时，用无菌棉签蘸生理盐水，自肛门周围皱襞处拭取，然后插入试管内，塞好管口送验。 | |

续 表

| 步 骤 | 重点说明 |
| --- | --- |
| (2) 检查阿米巴原虫的粪便标本：<br>1) 收集标本前，应先将便器加温后再排便。<br>2) 便后连同便盆立即送验。<br>(3) 查寄生虫体：<br>1) 患者服驱虫药后，应将大便排于清洁便盆中留取全份粪便，检查蛔虫、钩虫、蛲虫的数目。<br>2) 如驱绦虫，应嘱患者勿用手纸去拉已排出肛门外的虫体，以免拉断虫头不能排出。<br>3) 如第一次大便未见虫头，应告诉患者再留第二次大便送验，只有头节排出才表示驱虫成功。<br>(4) 孵化血吸虫毛蚴的标本：<br>留取粪便 50g（核桃大小），必要时留取 24 小时大便，应及时送验。<br>4. 清洁消毒便盆，放回原处。<br>5. 洗手、做好记录。 | • 阿米巴原虫排出体外后因温度突然改变失去活力，不易查到。 |

6. 痰标本收集法

● 目的

(1) 评估患者痰液的量、色、气味及浓稠度。

(2) 了解患者疾病的进展及治疗成效。

(3) 收集患者痰液作细菌培养、细胞学等检查，以协助诊断。

● 用物

痰标本容器（留取痰培养标本时须备无菌标本容器及漱口液）、化验单。

● 程序

| 步　　骤 | 重点说明 |
| --- | --- |
| **准备** | |
| 1．按医嘱准备痰标本容器，将化验单粘贴于容器上。 | |
| 2．将用物携带至患者床旁，核对后向患者解释留取痰标本的目的及方法，取得患者的配合。 | |
| **操作** | |
| 1．痰常规标本的收集： | |
| （1）嘱患者晨起，用清水漱口，清洁口腔。 | |
| （2）数次深呼吸后用力咳出气管深处的第一口痰，留于标本容器内，盖好盖子。 | |
| （3）如查癌细胞，容器内应放10%甲醛溶液或95%酒精溶液固定。 | |
| 2．痰培养标本： | |
| （1）嘱患者清晨用漱口液和清水漱口，除去口腔中细菌。 | • 清晨痰量多，含菌量亦大。 |
| （2）数次深呼吸后，用力咳出1～2口痰于无菌容器中，盖好盖子，及时送验。 | • 避免污染标本，保证检验结果的正确性。 |
| （3）不能自行留取的患者，护士应协助留取标本。 | |
| 3．24小时痰标本的收集： | |
| （1）在广口容器内加少量清水，请患者留取痰液。 | • 注意不可将唾液、鼻涕、漱口水混入痰标本中。 |

续　表

| 步　　骤 | 重点说明 |
| --- | --- |
| (2) 从清晨醒来（7 点）空腹漱口后第一口痰开始留取，到次日清晨（7 点）漱口后第一口痰为止，将 24 小时全部痰液吐入标本容器内。<br>4. 根据患者情况给予漱口或口腔护理。<br>5. 洗手、记录、送检。 | • 收集标本时，应记录 24 小时痰液总量，同时应扣除加入的清水量。 |

7. 咽拭子培养标本收集法

● 目的

取患者咽喉部的分泌物做细菌培养或病毒分离，以协助诊断、了解疾病。

● 用物

一次性咽拭子培养管、压舌板、手电筒（备用）、无菌生理盐水。

● 程序

| 步　　骤 | 重点说明 |
| --- | --- |
| **准备**<br>1. 按医嘱准备好咽拭子培养管，将化验单粘贴于培养管外。<br>2. 洗手、戴口罩。<br>3. 携带用物至患者床旁，核对后向患者解释留取咽拭子培养的目的及方法，取得患者的配合。 | • 检查一次性咽拭子培养管包装完整性及有效期。 |

续 表

| 步 骤 | 重点说明 |
|---|---|
| **操作**<br>1. 嘱患者张口，发“啊”的声音，必要时用压舌板协助。<br>2. 用无菌长棉棒蘸无菌生理盐水擦拭口腔两侧腭弓、咽、扁桃体上分泌物。<br>3. 将取到分泌物的棉棒插入培养管内的培养基基底部。<br>4. 整理用物，标本立即送检。<br>5. 洗手、做记录。 | • 进食2小时内勿取标本，以防呕吐。<br>• 做真菌培养时，擦拭口腔溃疡面，采集分泌物。<br>• 做病毒分离的标本须保存于冰箱内。 |

8. 导管前端细菌培养法

● 目的

了解是否因留置导管产生感染，留取各种导管的前端（近端）做培养，为治疗提供参考。

● 用物

培养管、拆线包（内含无菌剪刀1把、无菌止血钳或无菌镊子1把、弯盘、无菌纱布）、胶布、络合碘或碘酒、酒精、无菌棉球若干。

● 程序

| 步 骤 | 重点说明 |
|---|---|
| **准备**<br>1. 洗手、戴口罩。<br>2. 将用物备齐，并带至患者床旁。<br>3. 核对医嘱，向患者及家属解释操作的目的及配合方法，取得患者的合作。 | |

续　表

| 步　　骤 | 重点说明 |
| --- | --- |
| **操作**<br>1．协助患者暴露穿刺部位，除去敷料。<br>2．协助医生用络合碘或碘酒、酒精棉球，环状消毒导管置入处周围的皮肤。<br>3．拔除导管，将导管放置在弯盘内，以纱布压迫穿刺点。<br>4．协助医生以无菌法剪取导管前端约2cm，并放置于培养管内，盖好盖子。<br>5．再次用络合碘棉球擦拭伤口，然后用纱布覆盖。<br>6．以胶布固定。<br>7．整理用物。<br>8．将已留标本的培养管贴好标签，尽快送检。<br>9．洗手，做记录。 | • 注意遮挡患者。<br>• 若有缝线，先予以拆线。<br>• 注意不要污染导管。 |

## 二、标本采集技术理论问答

1．标本采集的目的是什么？

答：①协助临床诊断；②了解病情进展的程度；③确定疾病诊断；④作为治疗措施的依据；⑤发现潜在性的健康问题以便提早治疗。

2．采集血液标本时应注意哪些？

答：①采集血标本前须告知患者注意事项；②根据不同的检验项目选择标本容器，掌握标本所需血量；③患者接受静脉输液治疗时，尽量避免采集血液标本，以免干扰检验结果；④当血液培养及抗生素治疗的医嘱同时出现时，须先抽取血培养再给予抗生素药物治疗；⑤采集血液标本过程中避免溶血。

3．收集痰液标本时注意事项有哪些？

答：①收集痰液标本时，护士必须戴口罩，痰液标本容器外面保持清洁，避免痰液污染；②根据医嘱正确采集痰液标本；③收集24小时痰液标本时应从今晨7点至次日晨7点最佳；④若患者正接受呼吸治疗时可在治疗中采集标本；⑤如无法采集痰液时可先行叩诊、体位引流以促发咳出痰液，或遵医嘱给予雾化治疗、气管扩张器等方法；⑥标本采集后，应在30分钟内送往实验室检测，或存放于冰箱内保存，以保持原有菌落数，预防细菌繁殖过快或微生物死亡。

4．检查粪便潜血实验前告知患者的注意事项有哪些？

答：检查前三天禁食大量的肉类、鱼类、内脏，或含有铁质食物，如菠菜、铁剂等以免影响检查结果；牙龈出血也可出现潜血实验阳性结果，故应了解患者刷牙时有无牙龈出血。

5．采集尿标本时注意事项有哪些？

答：①标本采集前应向患者解释检查目的及需配合的注意事项；②尿标本最好为清晨第一次尿液，因尿液浓度较高，未受到食物影响，结果较为准确；③采集尿培养过程中应绝对保持无菌，以免污染尿液；④当尿培养及抗生素治疗的医嘱同时出现时，须先收集尿液培养再给予抗生素药物治疗；⑤采集尿液过程中，若尿液置于室温下超过30分钟时，必须予以适当储存如冷藏，或加入防腐剂防止尿液变质；⑥多次尿液储存于同一容器内，时间过久会产生沉淀，留取标本前应先混匀尿液；⑦标本采集后应核对化验单后尽快送检。

6．收集尿标本常用的防腐剂有哪些？有何作用？具体操作方法?

| 名称 | 作　用 | 用　法 |
|---|---|---|
| 甲醛 | 固定尿液中有机成分，防腐 | 24 小时尿液中加入 40%甲醛 1～2ml |
| 甲苯 | 保持尿液的化学成分不变，防腐 | 每 100ml 中加 0.5%～1%ml 甲苯 2ml，应在第一次尿液倒入后再加 |
| 浓盐酸 | 防止尿液中激素被氧化，防腐 | 24 小时尿液中加入 5～10ml |

# 第十一章 治疗与急救

# Treatment and First aid

## 一、治疗与急救技术

### 1. 氧气吸入法

● 目的

提高血氧含量及动脉血氧饱和度，纠正缺氧。

● 用物

湿化瓶、氧气压力表、纱布、胶布、吸氧管（吸氧面罩、鼻塞)、湿棉签、蒸馏水等。

● 程序

| 步 骤 | 重点说明 |
|---|---|
| 1. 洗手。<br>2. 备齐用物，湿化瓶内加入 1/2 ~ 2/3 蒸馏水。<br>3. 携用物至病人床旁，核对病人，做好解释。<br>4. 安装氧气表及湿化瓶，连接氧气管道。<br>5. 用湿棉签清洁鼻孔。 | |
| 6. 打开氧气开关，调节氧气流量，连接鼻塞或面罩，确定氧气流出。 | • 禁止先插入鼻塞后开氧气，造成呼吸道损伤。 |
| 7. 将鼻塞插入鼻孔（或面罩罩口鼻部）固定。 | • 双侧鼻孔交替使用。 |

续　表

| 步　　骤 | 重点说明 |
| --- | --- |
| 8．观察病人用氧效果。<br>9．用氧完毕，取下鼻塞或面罩，关闭氧气。<br>10．整理用物。<br>11．洗手。<br>12．记录。 | • 持续吸氧病人每日清洁鼻塞或面罩，每日更换湿化液。<br>• 鼻塞或面罩置于医用垃圾，湿化瓶浸泡消毒。<br>**注意事项**<br>• 用氧期间应防火、防油、防震。<br>• 氧气筒内氧气切勿用尽，保留 $5kg/cm^2$ 压强，防止外界气体进入，引起爆炸。 |

2．吸痰法（气管插管或气管切开内吸痰）

● 目的

清除上呼吸道内的分泌物，以维持呼吸道通畅。

● 用物

中心吸引装置或负压吸引器、一次性吸痰管（含无菌手套）、吸引瓶、氧气装置、听诊器、医用垃圾袋、清洁杯内盛生理盐水。

● 程序

| 步　　骤 | 重点说明 |
| --- | --- |
| 1．评估患者主诉、生命体征，如 $SaO_2$、HR、BP 等。<br>2．向患者或家属解释吸痰目的及过程。<br>3．携用物至患者床旁，助患者取适宜卧位。 | • 取得配合。 |

续 表

| 步 骤 | 重点说明 |
| --- | --- |
| 4. 洗手，戴口罩。 | |
| 5. 检查吸痰管等无菌物品有效期。 | |
| 6. 检测吸引器负压是否正常。 | |
| 7. 吸痰前给纯氧或提高氧流量 1～2 分钟。 | • 提高血氧含量，血氧含量降低吸痰时可能出现缺氧。 |
| 8. 打开吸痰管外包装，手套戴于操作手，再用另一只手取吸引头与吸痰管连接。 | • 避免污染手套和吸痰管。 |
| 9. 暂闭负压，将吸痰管插至气道或人工气道远端。 | • 防止气道粘膜损伤及气道内余氧被抽吸。 |
| 10. 打开负压，拇指和食指旋转上提吸痰管，吸痰管在气道内时间不得超过 15 秒，连续吸引总时间最好不超过 3 分钟。 | • 不可将吸痰管反复在气道内插、提，以免损伤呼吸道粘膜。 |
| 11. 吸痰过程中，密切观察心电变化及缺氧表现，一旦出现心律失常或 $SaO_2$ 降至 90%，应立即停止吸痰；待生命体征恢复后可再吸。 | • 患者剧烈咳嗽时应将吸痰管轻轻拉出，避免过度刺激。<br>• 注意观察患者口唇等有无发绀。 |
| 12. 痰液粘稠时，先向气管内注入生理盐水或 2% 的碳酸氢钠 3～5ml（遵医嘱）。 | • 吸痰用液注明“吸痰用”标记。 |
| 13. 更换吸痰管，分别抽吸口、咽部和鼻腔分泌物。 | • 口咽部、鼻腔、气道分布不同致病菌，使用不同吸痰管，防治交叉感染。 |
| 14. 抽吸完毕，待 $SaO_2$ 回升至 98% 以上时，再将氧浓度或氧流量调回原值。 | • 提高血氧含量。 |
| 15. 脱下的手套将吸痰管包裹，丢在医用垃圾袋内。 | |

续　表

| 步　　骤 | 重点说明 |
|---|---|
| 16．保护吸引器头，关闭负压。<br>17．帮助患者取舒适体位。<br>18．整理用物。<br><br>19．洗手。<br>20．记录痰液性质，痰量以及病情变化。 | • 吸引瓶用含氯消毒溶液浸泡消毒。 |

3．洗胃法

● 目的

(1) 清除胃内积血，以免血液流至肠道，导致细菌分解，产生氨而引起肝病患者发生肝昏迷。

(2) 误食毒物（如安眠药过量、误食农药）时，减少消化道对毒素的吸收。

(3) 注入低温溶液使胃血管收缩，达到止血效果。

● 用物

洗胃机，弯盘内备：洗胃管、纱布、管夹、液体石蜡油、胶布、治疗巾或毛巾、灌洗溶液，必要时备压舌板、开口器等。

● 程序

| 步　　骤 | 重点说明 |
|---|---|
| 1．检查洗胃机是否完好，安装好储液瓶。<br>2．携用物到患者床旁。<br>3．核对后向患者及家属解释洗胃的目的、操作及配合方法。 | • 以得到患者及家属的配合。 |

续　表

| 步　骤 | 重点说明 |
|---|---|
| 4. 将灌洗溶液倒入洗胃机储液瓶，接通洗胃机电源，调整旋钮指向"回抽"状态。 | • 患者如有活动义齿应先取下。 |
| 5. 协助患者取舒适卧位，治疗巾铺于患者颈部，弯盘置于患者口角旁。 | |
| 6. 将洗胃机管路与洗胃管相联。 | |
| 7. 润滑胃管前端，经口插入45～55cm，并确定胃管在胃内后，固定胃管。 | • 缓解摩擦，减轻痛苦。 |
| 8. 将旋钮调至"洗胃"状态，向胃内灌入300～500ml灌洗溶液。 | |
| 9. 在"回抽"状态下，将灌洗液全部抽出。 | • 中毒物质不明确时，应先进行化验。<br>• 一次最多不超过500ml。 |
| 10. 重复"洗胃"、"回抽"操作，至灌洗出的液体澄清、无味。 | • 操作过程中注意观察患者生命体征的变化及洗出液的气味、颜色、量等。<br>• 如洗出液为血性或患者出现休克，立即停止洗胃并采取紧急措施。 |
| 11. 洗胃结束,反折胃管迅速拔出。 | • 操作轻，避免损伤胃粘膜。 |
| 12. 帮助患者擦净面部,取舒适体位。 | |
| 13. 整理用物，消毒处理。 | • 洗胃机管路及储液瓶浸泡消毒，洗胃管置于医用垃圾中。 |
| 14. 洗手。 | |
| 15. 记录患者病情、灌洗液名称、液量及洗出液颜色、性质、液量及气味。 | |

4．胸腔闭式引流法

● 目的

（1）引流胸腔内的空气、血液和分泌物，避免引起肺不张及逆行性感染。

（2）维持胸腔正常负压，预防手术后并发症。

（3）观察引流物的量、颜色及性质。

● 用物

一次性无菌引流装置或（2000ml 容量的无菌引流瓶、二孔瓶塞、引流管）、无菌换药盘、无菌生理盐水、止血钳、胶布及医用垃圾袋等。

● 程序

| 步　骤 | 重点说明 |
|---|---|
| 1．洗手，戴口罩。 | |
| 2．在治疗室准备引流瓶。 | • 检查一次性无菌引流装置包装完整性及有效期。 |
| a．引流瓶内倒入适量无菌生理盐水，塞紧瓶塞，长玻璃管下端浸入水面以下 3～4cm。 | • 注意无菌操作。 |
| b．贴一横胶布条于引流瓶水平线上注明日期及水位。 | |
| 3．将用物置于护理车上，推至患者床旁。 | |
| 4．核对患者，向患者及家属解释引流的目的及注意事项。 | • 取得配合。 |
| 5．协助患者摆好体位。 | • 患者有引流管一侧靠近床旁。 |
| 6．用两把止血钳双重夹闭引流管，将其与引流瓶长玻璃管上的橡皮管相连。 | • 保持引流系统的密闭和无菌状态。 |
| 7．松开止血钳。 | |

续 表

| 步　　骤 | 重点说明 |
|---|---|
| 8. 密切观察患者的反应及引流管是否通畅，妥善固定。 | • 确认长玻璃管内水柱有波动。 |
| 9. 协助患者取适宜卧位。 | • 如患者血压平稳，应取半卧位，利于呼吸及引流。<br>• 保持引流管适宜长度，避免翻身时引流管受压、打折、扭曲及脱出。 |
| 10. 将引流瓶置于安全处。 | • 低于胸腔平面 60cm。 |
| 11. 整理用物，洗手。 | |
| 12. 记录：引流液的性质、量及患者的反应。 | |

5. 简易人工呼吸器使用法

● 目的

(1) 辅助通气，改善缺氧症状。

(2) 用于呼吸复苏。

● 用物

简易呼吸器装置：(包括呼吸囊、呼吸活瓣、面罩及衔接管)、纱布或卫生纸等。

● 程序

| 步　　骤 | 重点说明 |
|---|---|
| 1. 携简易呼吸器至患者床旁。 | |
| 2. 快速清理患者上呼吸道分泌物、摘除义齿。 | • 避免误吸入呼吸道，引起窒息。 |
| 3. 患者取仰卧位，松解衣领、腰带。 | |

续　表

| 步　　骤 | 重点说明 |
| --- | --- |
| 4．托起患者下颌，头向后仰。 | • 保持呼吸道通畅。 |
| 5．一手持面罩紧扣患者口鼻，一手用力挤压呼吸囊。 | • 使空气自气囊进入肺部。 |
| 6．放松气囊。 | • 肺内气体经气囊活瓣排出。 |
| 7．如此反复、有规律的挤压与放松气囊。 | • 频率为16～20次/分。 |
| 8．直至缺氧症状改善，或抢救工作停止。 | |
| 9．整理床单位及环境。 | |
| 10．简易呼吸器用后消毒处理。 | • 清洁后，气囊用含氯消毒液擦拭，面罩浸泡于含氯消毒液中消毒。 |
| 11．洗手。 | |
| 12．做好护理记录。 | |

6．心电图机的使用

● 目的

(1) 记录心脏搏动的电位变化，以判断心脏的状态。

(2) 用于心律失常、心肌梗死、心绞痛等心脏疾病的诊断依据。

(3) 用于电解质紊乱、药物副作用的判断依据。

● 用物

心电图机、心电图记录纸、导电糊（或酒精棉球）、卫生纸。

● 程序

| 步　　骤 | 重点说明 |
| --- | --- |
| 1．检查心电图机是否完好，并将心电图机及用物推至患者床旁。 | |
| 2．患者准备： | |
| （1）核对并说明检查的目的及方法。 | • 取得合作。 |
| （2）屏风遮挡。 | • 尊重患者隐私。 |
| （3）取下首饰、手表等金属物。 | • 避免干扰。 |
| 3．心电图机连接电源及地线。 | |
| 4．协助患者取舒适卧位，暴露双腕部、双踝部及前胸，确定位置。 | |
| （1）双腕部及踝部涂导电糊或用酒精棉球擦拭，接上肢体导联线。<br>左手：LA　　右手：RA<br>左脚：LL　　右脚：RL | • 增加良好接触性，避免干扰波形。 |
| （2）胸部导联吸球分别接于如下位置：<br>$V_1$：胸骨右缘第四肋间。<br>$V_2$：胸骨左缘第四肋间。<br>$V_3$：$V_2$、$V_4$ 连线中点。<br>$V_4$：左锁骨中线与第五肋间交点。<br>$V_5$：左腋前线与 $V_4$ 平行处。<br>$V_6$：左腋中线与 $V_4$ 平行处。 | • 胸部诱导位置，应标上记号。 |
| 5．心电图操作程序： | |
| （1）心电图机开关“on”。 | • 嘱患者放松，避免肌电混杂。 |
| （2）将指针归零并调整电压。 | • 一般选择一个电压。 |
| （3）分别记录各导联心电图（Ⅰ、Ⅱ、Ⅲ、aVR、aVL、aVF、$V_1 \sim V_6$） | • 若发现心律失常立即通知医生。 |
| （4）移去各导线，将导电糊擦净。 | |

续　表

| 步　　骤 | 重点说明 |
| --- | --- |
| （5）协助患者穿好衣服。<br>（6）移去屏风。 | |
| 6．整理导线，放置整齐，将心电图机推回护士站。 | • 导线用酒精棉球擦拭消毒。 |
| 7．洗手。<br>8．将心电图贴于病历中。<br>9．记录。 | |

7．呼吸机的使用

● 目的

（1）维持人工呼吸，以达到换气、给氧或药物治疗的效果。

（2）用于急救。

● 用物

呼吸机（包括空气压缩泵）、听诊器、蒸馏水、模肺等。

● 程序

| 步　　骤 | 重点说明 |
| --- | --- |
| 1．准备<br>（1）连接电源、呼吸机管路、模肺，并进行测试。<br>（2）确认功能正常后，将呼吸机推至患者床旁。 | |
| 2．呼吸机接电源及气体系统。 | |
| 3．湿化瓶内加入无菌蒸馏水，打开湿化瓶开关。 | • 湿化及加温氧气，使患者舒适，防止痰液太干，阻塞呼吸道。 |

**续　表**

| 步　　骤 | 重点说明 |
| --- | --- |
| 4．遵医嘱调节呼吸机。<br>（1）打开总开关。<br>（2）选择通气方式。<br>（3）调节各项预置参数。 | • 呼吸频率、每分钟通气量、潮气量、吸呼比、呼气压力、呼气末正压、供氧浓度等。 |
| （4）打开警报系统。 | • 常见的报警原因。<br>a．连接管漏气、脱开。<br>b．气管插管或气切套管的气囊压力过低或漏气。<br>c．气道内有痰，压力过高。 |
| 5．检查呼吸机性能及运转情况。<br>6．将呼吸机与患者气道紧密连接。<br>7．观察呼吸机运转情况。<br>（1）患者两侧胸壁运动是否对称。<br>（2）患者两侧呼吸音是否一致。<br>（3）机器与患者呼吸是否同步。 | |
| 8．根据医嘱调节各参数。 | • 参数调整后15～30分钟测量动脉血气分析。 |
| 9．呼吸机使用后常规。<br>（1）测气管插管或气切套管的气囊压力。 | • 每小时测量一次，防止气管粘膜坏死。 |
| （2）随时评估呼吸机的使用条件。 | • 每4小时检查呼吸机使用条件。<br>• 遵医嘱检查动脉血气分析。 |
| 10．定期更换呼吸机管路。 | • 按时更换，防止再感染。<br>• 使用中如果太脏时，也须更换。 |
| 11．维持呼吸机清洁。 | • 每日清洁呼吸机。 |
| 12．洗手。<br>13．记录。 | |

8. 输液泵的使用

● 目的

(1) 按时、准确地将药物或液体输入患者体内，控制静脉输液的速度或量。

(2) 以动力推动点滴，避免高粘度性溶液形成栓塞。

(3) 监测静脉输注，避免空气进入血管。

● 用物

输液泵、输液泵管路、输液针或套管针、药液、止血带、胶布、输液架等。注射盘内置安尔碘（2.5%碘酒、75%酒精）、棉签。

● 程序

| 步　　骤 | 重点说明 |
|---|---|
| 1. 核对医嘱，检查输液泵是否完好。 | • 可充电备用。 |
| 2. 洗手，戴口罩。 | |
| 3. 按医嘱配置药液，并经第二人核对。 | • 严格执行核对制度。 |
| 4. 携用物至患者床旁，向患者做好解释。 | |
| 5. 将输液泵固定在输液架上，接通电源。 | |
| 6. 再次核对药液与输液医嘱。 | |
| 7. 将药液与输液器连接，挂于输液架上，排气。 | |
| 8. 将输液管路准确地安装在输液泵上。 | |
| 9. 打开开关，依医嘱调整输液速度（ml/h）。 | • 此时会发出警示声，按消音键可消音。 |
| 10. 连接输液针与输液管路，排气。 | |

续　表

| 步　　骤 | 重点说明 |
| --- | --- |
| 11．选择血管，常规消毒皮肤，待干。 | |
| 12．行静脉穿刺，见回血嘱患者“三松”。 | • 松止血带、松拳、松管夹。 |
| 13．固定输液针。 | |
| 14．启动输液泵，观察患者输液情况是否正常。 | |
| 15．若发现警示声，依红灯闪示的原因处理后，再按启动键。 | • 常见原因：输液泵门未关好、有空气、药液无法滴下、电力不足等。 |
| 16．协助患者取舒适卧位。 | |
| 17．整理用物及床单位。 | |
| 18．洗手。 | |

9．微量泵的使用

● 目的

（1）按时、准确、缓慢地将药物输入患者体内。

（2）以动力推动，避免堵塞静脉通路。

● 用物

微量泵、微量泵管路、微量泵专用注射器、药液、胶布。注射盘内置安尔碘（2.5%碘酒、75%酒精）、棉签。

● 程序

| 步　　骤 | 重点说明 |
| --- | --- |
| 1．核对医嘱，检查微量泵是否完好。<br>2．洗手，戴口罩。<br>3．按医嘱配置药液，并经第二人核对。<br>4．携用物至患者床旁,向患者做好解释。<br>5．将微量泵固定好，接通电源。<br>6．安装好微量泵专用注射器及泵管。<br>7．连接输液针，排气。<br>8．见输液泵步骤 11～13。<br>9．启动微量泵，观察患者输液情况是否正常。<br>10．输液结束，关闭微量泵电源。<br>11．整理用物。<br>12．洗手。 | • 不用时可先充电。<br>• 严格执行核对制度。 |

10．心肺复苏术

● 目的

当患者呼吸、心跳停止时，立即进行人工呼吸和胸外按压，以维持呼吸和循环功能。

● 用物

简易呼吸器、硬板。

● 程序

| 步　　骤 | 重点说明 |
| --- | --- |
| 1．评估患者及呼救<br>（1）轻摇患者肩部，高声问："喂，你怎么了"?<br>（2）判断颈动脉搏动：示指及中指指尖先触及气管正中部位，然后向旁滑移 2－3cm，胸锁乳突肌内侧触摸颈动脉 5～10 秒。 | • 如认识，可直呼姓名。 |

续 表

| 步 骤 | 重点说明 |
| --- | --- |
| (3) 判断呼吸：听有无呼吸声，看有无胸部起伏，感觉有无呼气。<br>(4) 呼叫医生。 | |
| 2．复苏体位<br>(1) 患者仰卧于硬木板或地上,头、颈、躯干平直,双手放于躯干两侧。<br>(2) 解开衣领、腰带,检查并取下义齿。 | |
| 3．心肺复苏<br>(1) 开放气道—A | |
| 仰头举颏法：一手压前额，另一手抬下颏。 | • 此方法安全，易行。 |
| 推举下颌法：(只适用于专业人士怀疑有颈椎损伤时)。 | |
| (2) 人工呼吸—B<br>方法1：口对口 | |
| 1) 抢救者用按前额手的拇指和示指，捏闭患者的鼻孔。 | • 只要确定患者没有正常呼吸，立即给患者进行两次人工吹气。 |
| 2) 抢救开始时先缓慢吹气2次，以扩张萎陷的肺脏，并检查气道开放的效果。 | • 每次吹气时间为1秒以上。 |
| 方法2：简易呼吸器 | |
| 1) 保持气道开放位置。 | • 仰头举颏法。 |
| 2) 将简易呼吸器面罩紧紧扣住口鼻部。 | • 频率8~10次/分。 |
| 3) 挤压气囊2次。 | • 可见胸部抬起，保持1秒以上。 |
| (3) 循环支持—C | |

续　表

| 步　骤 | 重点说明 |
| --- | --- |
| 胸外心脏按压技术<br>1）术者体位：应紧靠患者胸部一侧，为保证按压时力量垂直作用于胸骨，可根据患者所处位置的高低采用跪式或立式用脚凳等体位。<br>2）定位方法：示指和中指沿患者肋弓向中间滑移至两侧肋弓交点处。<br>3）按压部位：胸骨下部中点，两乳头连线之间。 | |
| 4）按压方法：双手掌根重叠，手指不触及胸壁，肩、手臂与胸骨垂直。<br>5）按压深度：胸骨下陷4～5cm。<br>6）按压频率：100次/分。<br>按压与放松比例适当：1∶1。 | • 按压要快速、有力，放松时保证彻底的胸骨回弹。<br>• 放松时手不能离开胸壁。 |
| 4. 复苏呼吸与按压比例<br>（1）无人工气道的复苏：<br>1）按压：通气＝30∶2<br>2）婴儿、小儿双人复苏：<br>按压：通气＝15∶2<br>（2）建立人工气道的复苏：<br>按压100次/分<br>通气8～10次/分 | • 每2分钟或5个循环，进行人员交换，换人在5秒之内。<br>• 30次心脏按压需18秒，2次人工呼吸需6秒。 |
| 5. 判断复苏效果<br>（1）检查颈动脉搏动。<br>（2）如无搏动则继续行CPR，如此反复进行，直到呼吸、心跳恢复。<br>（3）转运患者的途中不要停止心肺复苏。<br>（4）要求：动作迅速、准确、有效。 | • 行5个周期的CPR后进行判断。 |

11. 除颤器的使用

● 目的

纠正室性、房性心律失常。

● 用物

除颤器、导电糊等。

● 程序

| 步　　骤 | 重点说明 |
| --- | --- |
| 1. 检查及调试除颤器，保持完好状态。 | • 除颤器随时充电，备用。 |
| 2. 患者平卧位，背部垫硬板。 | |
| 3. 通过心电监护观察患者心律变化。 | • 无心电监护时，打开除颤器电源，将除颤器电极板一个放置在右锁骨下胸骨右侧、一个放置在左乳头的左下方，将导联旋钮放在 Paddles 位置上，即可观察到心电情况。 |
| 4. 打开除颤器电源，根据心电图变化选择“同步”或“非同步”，室颤除颤选择“非同步”。 | • 若心电图显示为快速房颤或室性心动过速，并影响血流动力学变化，则选择“同步”，进行电复律。 |
| 5. 一名医务人员将除颤器电极板涂抹导电糊后，一个放置右锁骨下胸骨右侧、一个放置在左乳头的左下方。 | • 有充电钮的电极板放在左乳头的左下方。 |
| 6. 用较大压力尽量使胸壁与电极板密切接触。 | • 保证除颤效果，避免损伤皮肤。 |
| 7. 另一名医务人员调节除颤所需能量并开始充电。 | • 若一人操作情况下，根据患者情况先选择好除颤能量，再放置电极板，用电极板上的充电钮自己控制充电。 |

续　表

| 步　　骤 | 重点说明 |
| --- | --- |
| 8．一般除颤能量选择：<br>单向波——360J(焦耳)<br>双向波——150J～200J(方波)<br>120J(线性波形)<br><br>9．两次除颤之间应继续进行抢救。<br>10．遵医嘱给予复苏药物及药液。<br>11．复苏结束后，整理用物，清洁电极板及除颤器。<br>12．充电放置、备用。 | • 电击时任何人不得接触患者及病床，以免触电。<br>• 如为细颤，遵医嘱给予肾上腺素，使之转为粗颤后再行电除颤。<br>• 进行除颤过程中密切观察患者生命体征及肢体活动情况。 |

## 二、治疗与急救技术相关理论问答

1．何谓氧气吸入疗法?

答：供给患者氧气，通过给氧以提高血氧含量及动脉血氧饱和度纠正缺氧，是维持机体生命活动的一种治疗方法，也是常用的急救措施之一。

2．氧气吸入的适应证是什么?

答：①肺活量减少—因呼吸系统疾病而影响肺活量者；②心肺功能不全—使肺部充血导致呼吸困难者；③各种中毒引起的呼吸困难患者；④昏迷、脑血管意外、大出血休克、分娩产程过长等患者。

3．减压器在氧气表什么位置?有何作用?

答：在氧气表的下端连接氧气筒的气门上。

作用：是一种弹簧自动减压装置，氧气自筒内流出时经过此装置降低其压力。

4．流量表有何作用？怎样读数？

答：流量表是测量每分钟流出的氧流量，一般以升计算（L/min），当氧气流过表时，将表中的浮标吹起，浮标上端平面所指刻度即为每分钟氧气的流出量。

5．正常情况下湿化瓶内为何种液体？当发生肺水肿时湿化瓶内放入何种液体？为什么？

答：正常情况下湿化瓶内放入1/3～1/2的蒸馏水。

当发生肺水肿时湿化瓶内应放入20%～30%的酒精。因为酒精可降低肺泡内泡沫的表面张力，使泡沫破裂，扩大气体和肺泡壁接触面，使气体易于弥散以改善气体交换功能。

6．如何计算吸氧浓度？若患者吸氧浓度要达到41%，氧流量调至多少为宜？

答：吸氧浓度% = 21 + 4 × 氧流量（L/min）

氧流量 = (41 − 21)/4 = 5L/min，因此将氧流量调至5L/min。

7．为患者吸氧时何时调节氧流量？为什么？

答：调节氧流量应在为患者插入鼻导管前，这样可以避免因大量氧气冲入呼吸道，刺激局部粘膜而发生粘膜损伤。

8．如何检查鼻导管是否通畅？

答：治疗碗内放入凉开水，将接上氧气的鼻导管前端放入碗内，有气泡表明通畅。

9．停止吸氧时怎样处理？

答：取下鼻导管→关流量表→擦净面部→记录吸氧时间→清理用物，整理床单位。

10．为患者吸氧前先进行哪些护理评估？

答：①患者的年龄、病情、意识状态、呼吸状态、缺氧程度；②鼻部情况包括鼻腔内有无鼻息肉、鼻中隔偏曲、分泌物阻塞等；③为患者解释用氧的目的；④患者的自理能力、合作程度、知识水平及心理反应，以便选择适当的给氧方法。

11. 如何给慢性缺氧的患者进行氧疗？

答：由于慢性缺氧患者长期缺氧，致使动脉二氧化碳分压增高，呼吸中枢对二氧化碳分压刺激的敏感性降低，主要依靠缺氧刺激动脉体和颈动脉窦的化学感受器，通过反射维持呼吸，此时如果给予大流量氧气，使血氧分压增高，缺氧症状解除，通过化学感受器刺激呼吸作用减弱或消失，导致呼吸变浅或暂停，反而加重二氧化碳潴留和呼吸性酸中毒。因此慢性缺氧患者应以低流量、低浓度、持续给氧为宜。

12. 在用氧过程中如何观察氧疗效果？

答：用氧过程中，注意观察患者缺氧程度有无改善。可根据患者的脉搏、血压、精神状态、皮肤颜色与湿度、呼吸方式等，来衡量氧疗效果，同时还可测定动脉血气分析来判断。

13. 雾化吸入的目的及每次吸入的时间是什么？

答：目的：①治疗呼吸道感染，消除炎症，减轻咳嗽，稀释痰液帮助祛痰；②改善通气功能，解除支气管痉挛使气道通畅；③配合人工呼吸器使呼吸道湿化；④胸部手术后预防呼吸道感染；⑤治疗肺癌。

每次吸入时间约为 15 ~ 20min。

14. 常用雾化吸入药物有哪些？

答：庆大霉素、氨茶碱、α－糜蛋白酶、地塞米松、爱全乐、沐舒坦等。

15. 雾化吸入前、后护士应评估哪些内容？

答：雾化吸入前：患者的年龄、病情、意识状态、体位，有无呼吸困难、咳嗽及痰液的粘稠度，患者的合作程度及自理能力，患者对疾病的心理反应及有无吸烟史。雾化吸入后：询问患者的感受，评估患者病情有无改善。

16．雾化吸入方式分几种？

答：目前临床雾化吸入方式主要有：超声雾化吸入法和氧气雾化吸入法两种。

17．超声波雾化吸入的优点是什么？

答：超声波雾化吸入的优点是利用超声波声能，把药液变成细微的气雾，由呼吸道吸入。其优点是：雾滴小而均匀，吸入的温度接近体温，雾量大小方便调节，药液随着深而慢的吸气可被吸到终末支气管及肺泡。

18．何谓氧气雾化吸入法？

答：是利用氧气的高速气流，使药液形成气雾状，随患者的呼吸再吸入呼吸道，从而达到治疗的目的。

19．怎样预防和处理雾化吸入过程中患者出现呼吸困难等症状？

答：①雾化吸入时应为患者选择半卧位，目的是可以使膈肌下降，减少静脉回心血量，肺淤血症状减轻，增加肺活量利于呼吸；②帮助患者拍背，必要时予以吸痰，鼓励其咳嗽，促进痰液排出，保持呼吸道通畅；③持续吸氧，以免雾化吸入过程中血氧分压下降；④加强营养，增加患者的呼吸肌储备能力；⑤选择合适的雾化吸入器，吸入时间控制在5～10min。及时吸出湿化的痰液，以免阻塞呼吸道引起窒息。

20．吸痰的目的是什么？

答：①保持呼吸道通畅，防止痰液及痰痂等异物堵塞气道；②防止气道内分泌物蓄积于肺内，而发生肺不张或肺部感染；③观察痰液的颜色，性质及量，有助于判断肺部感染的程度；④留取痰液做细菌学培养及药敏试验，指导临床选用抗生素。

21．吸痰的适应证是什么？

答：吸痰适用于咳嗽无力、咳嗽反射迟钝或消失、会厌功能不全导致痰液不能咳出或呕吐物误入气管的病重、体弱、年老、半昏迷或昏迷及麻醉后痰液粘稠的患者。

22．吸痰管如何选择？

答：成人选择12～16号吸痰管；儿童选择8～12号吸痰管。

23．吸引器压力正常值是多少？

答：成人：40～53.3kPa；儿童：$<40$kPa。

24．经口、鼻、气管切开吸痰时吸痰管插入途径是什么？

答：经口腔吸痰时：由口腔前庭→颊部→咽部，吸气管内分泌物；

经鼻腔吸痰时：由鼻腔前庭→下鼻道→鼻后孔→咽部→气管（20～25cm）；

经气管切开吸痰时：由套管内插入，先吸气管内，再吸口、鼻部。

25．负压吸引器引流瓶长、短管怎样连接？为什么？

答：长管连接吸痰管，短管连接吸引器表头。防止引流出的痰液吸入负压管道内，造成污染及机器损坏。

26．吸痰时如遇阻力或痰液不易吸出时如何处理？

答：吸痰过程中如遇阻力，不可强行插入。痰液不容易吸出时可滴入少量生理盐水或化痰药如糜蛋白酶等，并可给予叩背，通过轻轻振动，促进痰液排出，或用超声雾化吸入，使痰液稀释后吸出。

27. 为小儿吸痰时注意什么？

答：小儿吸痰时，应选择较细吸痰管，吸引器压力应小于40 kPa。

28. 吸痰时应注意观察什么？

答：吸痰过程中注意观察患者吸痰前后呼吸情况变化，患者有无缺氧表现，吸出痰液的颜色、性质、量及粘稠度，并观察气道和口腔粘膜有无损伤等。

29. 吸痰过程中有哪些注意事项？

答：(1) 吸痰过程中应严格执行无菌技术操作原则，吸痰管一次性使用，用物每24小时更换。

(2) 使用呼吸机或严重缺氧的患者吸痰前，给予患者高浓度吸氧1～2分钟，使血氧饱和度达95%以上，再行吸引。

(3) 插管时禁止负压，以免损伤气道粘膜。当吸痰管迅速并轻轻送入气道深部后，再打开负压进行吸引。吸痰过程中当患者出现剧烈咳嗽时，应停止吸引。

(4) 吸痰时，应边旋转边吸引，慢慢拔出吸痰管，每次吸引时间少于15秒。连续吸引总时间少于3分钟。

(5) 如痰液粘稠，可先进行气管内注入生理盐水或按医嘱给药进行气道湿化，每次2～5ml。

(6) 吸痰后给予高流量吸氧1～2分钟，待血氧饱和度升至95%以上，再将氧浓度或吸入氧流量调至原来水平。

(7) 及时倾倒引流液，以免痰液污染中心负压管道。

30. 判断痰液粘稠的临床意义是什么？

答：不同粘稠度的痰液反映不同的临床情况，护士应能根据痰的性状判断病情变化并给予相应的处理。

Ⅰ度：白色稀痰提示感染较轻；

Ⅱ度：黄色粘痰提示有较明显的感染，需加强抗感染措施；白色粘痰有可能与气道湿化不足有关，需注意加强雾化吸入或气管内滴药，避免痰痂堵塞人工气道。

Ⅲ度：大量黄色粘痰提示有严重感染，需抗感染治疗或提示已采用的抗感染措施无效需调整治疗方案；极粘稠痰不易吸出，提示气道过干或伴有机体脱水现象，必须及时采取措施。

31．气管切开后有哪些并发症？

答：并发症有呼吸道粘膜损伤、感染、出血、窒息、气管食管瘘、皮下气肿、气胸等。

32．金属气管套管消毒方法是什么？

答：煮沸法：先将气管套管用清水洗净，套管内用棉棍擦净，放入沸水中煮沸 15 分钟。

浸泡法：先将气管套管洗净后，浸泡于络合碘中，时间 30 分钟，而后用无菌生理盐水冲净备用。

33．洗胃的适应证有哪些？

答：适应证有：①解毒、清除胃内毒物或刺激物，避免毒物吸收，利用不同灌洗液进行中和解毒；②减轻胃粘膜水肿，幽门梗阻患者能将胃内滞留食物洗出，同时给予温生理盐水冲洗，可减轻胃粘膜水肿和炎症；③作为手术或检查前的准备。

34．应用电动吸引器洗胃，每次灌入量以多少毫升为宜，为什么？

答：每次灌入量控制在 300～500ml，液量一次不可超过 500ml。

如果灌入过多会发生：可由口鼻内涌出而引起窒息的危险；突然胃扩张易兴奋迷走神经引起反射性心跳骤停；可使胃内压升高，促使毒物进入肠道，增加毒物吸收。

35．哪些疾病禁忌洗胃？

答：消化道溃疡、食管阻塞、胃癌、食管静脉曲张。

36．洗胃过程中注意事项有哪些？

答：①操作过程中关爱患者，动作轻柔，与患者有效的沟通，保护患者隐私；②中毒物质不明确时，选用温开水或生理盐水洗胃，待物质性质明确后采用对抗剂洗胃。吞服强酸强碱等腐蚀性药物禁忌洗胃，口服牛奶、蛋青，按医嘱给药；③幽门梗阻患者洗胃需记录胃内潴留量，洗胃宜在饭后4~6小时或空腹进行；④消化道溃疡、食道梗塞、食道静脉曲张、胃癌一般不做洗胃；⑤洗胃过程中随时观察患者病情变化，洗胃完毕记录灌洗液的名称、液量和洗出液的颜色、性质、液量、气味以及患者一般情况。

37．具有氧化和解毒功能的洗胃液是什么？浓度是多少？

答：具有氧化和解毒功能的洗胃液是高锰酸钾；常用浓度是1:5000~20000。

38．敌百虫中毒时，为什么不能用碱性溶液洗胃？

答：敌百虫遇碱性药物可分解出毒性更强的敌敌畏，其分解过程随碱性的增强和温度的升高而加速反应。

39．各种药物中毒的解毒溶液及禁忌药物是什么？

| 毒物种类 | 解　毒　剂 | 禁忌药物 |
|---|---|---|
| 酸性物 | 蛋清水、牛奶、镁乳 | 强酸药物 |
| 碱性物 | 5%醋酸、白醋、蛋清水、牛奶 | 强碱药物 |
| 敌敌畏 | 2%~4%碳酸氢钠、1%盐水、1:15000~1:20000高锰酸钾 | |

续　表

| 毒物种类 | 解　毒　剂 | 禁忌药物 |
|---|---|---|
| 1605、1059、乐果 | 2%～4%碳酸氢钠 | 高锰酸钾 |
| 敌百虫 | 1%盐水或清水、1:15000～1:20000高锰酸钾 | 碱性药物 |
| DDT、666 | 温开水或生理盐水洗胃，50%硫酸镁导泻 | 油性泻药 |
| 氰化物 | 1:15000～1:20000高锰酸钾洗胃 | |
| 苯酚、煤酚皂溶液 | 用温开水、植物油洗胃至无酚味，并在洗胃后多次服用牛奶、蛋清以保护胃粘膜 | 液体石蜡 |
| 巴比妥类药(安眠药) | 1:15000～1:20000高锰酸钾洗胃、硫酸钠导泻 | 硫酸镁 |
| 灭鼠类药物 | | |
| 1.抗凝血类(敌鼠钠等) | 催吐、温水洗胃、硫酸钠导泻 | 碳酸氢钠溶液 |
| 2.有机氟类(氟乙酰胺类) | 0.2%～0.5%氯化钙或淡石灰水洗胃、硫酸钠导泻，饮用豆浆、蛋清水、牛奶等 | |
| 3.磷化锌 | 1:15000～1:20000高锰酸钾洗胃、0.5%硫酸铜洗胃；0.5%～1%硫酸铜溶液每次10ml，每5～10分钟口服一次，压舌板刺激舌根催吐 | 牛奶、鸡蛋脂肪及其他油类食物 |
| 发芽马铃薯、毒蕈 | 1%～3%鞣酸 | |
| 河豚、生物碱 | 1%活性炭悬浮液 | |

40. 褥疮的定义是什么?

答：是由于局部组织长期受压，发生持续缺血、缺氧、营养不良而致组织溃烂坏死。有的成为压力性溃疡。

41. 褥疮好发部位有哪些?

答：好发于身体受压缺乏脂肪组织保护、无肌肉包裹或肌层较薄的骨隆突处如骶尾部、髋部、肩胛部、肘部、内踝、外踝、足跟、耳郭、枕部等处。

42. 褥疮发生的原因有哪些?

答：①卧床患者长时间不更换体位，局部组织受压过久，出现血液循环障碍而发生组织营养不良，常见于昏迷、瘫痪、消瘦、年老体弱、营养不良、水肿患者；②皮肤经常受潮湿、摩擦等物理性刺激（床单潮湿、褶皱不平、碎屑等），使皮肤抵抗力降低；③使用石膏绷带、夹板时，衬垫不当等致使局部血循环不良；④全身营养缺乏，长期发热及恶病质。

43. 预防褥疮应采取哪些措施?

答：①对患者及家属进行健康指导进行心理支持；②避免局部组织长期受压，协助患者每 1~2 小时翻身一次，翻身时避免拖、拉、推等动作，以防擦伤皮肤；③保护患者骨隆突处，可用海绵垫或气垫褥等支持患者身体空隙处，将患者体位安置后在身体空隙处垫软枕、海绵垫，对使用石膏、夹板、牵引患者，垫应平整松软适度；④避免潮湿、摩擦及排泄物的刺激：保持患者皮肤清洁干燥，大小便失禁、出汗及分泌物多的患者及时擦洗干净，保持床铺清洁干燥、无碎屑，被服污染应及时更换，不可让患者直接卧于橡胶单上；⑤增进局部血液循环，受压部位进行热水擦洗按摩增加皮肤血液循环；⑥尽可能降低患者代谢需要，增进营养摄入，在病情许可下给予高蛋白、高维生素，适当补充矿物质；⑦增加患者活动，尽可能避免使用约束与镇静剂，协助患者做全关节运动，早期离床活动。

44．褥疮分几期？各期如何护理？

答：根据褥疮的发展过程和轻重程度分为三期。

淤血红润期：为褥疮初期，局部皮肤受压或受到潮湿刺激，出现红、肿、热或有触痛。护理：去除病因，加强预防措施，定时翻身防止局部继续受压、受潮。

炎性浸润期：红肿部位如果继续受压，血液循环得不到改善，静脉回流受阻淤血，受压表面呈紫红色，表皮有小水泡形成。护理：减少摩擦防止小水泡破裂感染，用注射器将大水泡内液体抽出局部消毒后，无菌敷料包扎。

溃疡期：静脉血液回流受到严重障碍，局部淤血致血栓形成，组织缺血缺氧。轻者浅层组织感染，脓液流出溃疡形成，重者坏死组织发黑，脓性分泌物增多，有臭味，感染向周围及深部扩展，可达骨骼引起败血症。护理：局部处理原则是解除压迫，生理盐水清洁创面，保持伤口湿润，周围皮肤保持干燥，也可根据伤口情况给予外科换药处理。

45．哪些人容易发生褥疮？

答：①身体活动较少的老年人；②身体瘦弱者：骨突出皮下组织很薄；③肥胖者：体重造成骨突出较大的压力；④瘫痪者：半身麻痹或四肢麻痹者；⑤意识不清者：脑血管意外伤害或外伤而至昏迷者；⑥营养不良、贫血、糖尿病患者；⑦水肿患者：尤其是骶椎骨或臀部水肿；⑧发热患者：体温上升增加组织代谢需求；⑨疼痛患者：因怕痛而不敢活动者；⑩带有支架或上石膏患者；⑪大小便失禁患者；⑫无法自行翻身患者：如烦躁不安被约束者或脊柱受伤患者；⑬

服用镇静剂者：身体活动减少。

46．呼吸机使用过程中的注意事项有哪些？

答：①根据病情需要选择合适的呼吸机，要求操作人员熟悉呼吸机的性能及操作方法；②使用呼吸机过程中严密监测呼吸、循环指标，注意呼吸改善的指征；③严格无菌操作，预防感染；④重视报警信号及时检查处理，及时清理分泌物，定期湿化、雾化，保持气道通畅；⑤机器与患者保持一定距离，以免患者解除或调节旋钮，机器电源插座牢固不松动；⑥及时倾倒滤水杯内的水，空气过滤网定期清洗；⑦呼吸管道妥善消毒，注意防止管道老化、折断、破裂；⑧机壳表面用软布擦拭保持清洁，机器定期通电、检修。

47．实施人工呼吸前应做好哪些准备？

答：①将患者安置在平卧位，头后仰充分打开气道；②解开衣领及腰带等物，以免阻碍呼吸；③清除口、鼻腔内分泌物，如舌后坠时应托起或拉出，有义齿的应取下。

48．进行口对口人工呼吸时应注意哪些？

答：口对口或口对鼻吹气量要适度，吹气量过小，患者不能得到足够的氧气量；吹气量过大，易引起胃胀气。口对口吹气要捏紧鼻孔，注意用口将患者口包严密；口对鼻吹气也要注意用口将患者鼻孔包紧，紧闭患者口腔，保证吹气的有效性。连续吹气两次，吹气同时观察患者胸廓的起伏，吹气后松开鼻孔，使气体排出。

49．心肺复苏时，为患者打开气道常用的方法有哪些？

答：气道阻塞常见原因为舌后坠，要使呼吸道畅通，关键是解除舌肌对呼吸道的堵塞。常用方法有三种：仰头举颏法（被推荐为简单、安全、易学和有效的方法）仰头抬颈法、仰头抬颌法，根据实际情况选用。

50．何谓心脏骤停？

答：任何心脏病患者或非心脏病患者，在未能估计到的时间内，心搏突然停止，即应视为心脏骤停。

51．判断心脏骤停的标志是什么？

答：意识突然丧失（强调对声音的反应）；呼吸停止；大动脉搏动摸不到，瞳孔散大；面色苍白或转为发绀；部分患者可有短暂抽搐，伴头眼偏斜，随即全身肌肉松软。

52．各脏器对无氧缺血的耐受时间各为多长时间？

答：大脑——4～6 分钟

小脑——10～15 分钟

延髓——20～25 分钟

心肌和肾小管细胞——30 分钟

肝细胞——1～2 小时

肺组织——大于 2 小时

53．无氧缺血时脑细胞损伤进程的各期临床表现是什么？

答：无氧缺血时脑细胞损伤进程表现为：

10 秒钟——脑氧储备耗尽

20～30 秒——脑电活动消失

4 分钟——脑内葡萄糖耗尽，糖无氧代谢停止

5 分钟——脑内 ATP 枯竭，能量代谢完全停止

4～6 分钟——脑神经元发生不可逆的病理改变

6 小时——脑组织均匀性溶解

54．心肺脑复苏（CPCR）定义是什么？

答：是研究心跳呼吸骤停后，由于缺血缺氧所造成的机体组织细胞和器官衰竭的发生机制及其阻断并逆转其发展过程的方法。目的在于保护脑和心、肺等重要脏器不致达到不

可逆的损伤程度，并尽快恢复自主呼吸和循环功能。

55. 心肺复苏术中基础生命支持包括哪几个重要手法？

答：A——畅通呼吸道（Airway）

B——人工呼吸（Breathing）

C——人工循环（Circulation）

56. 如何判断患者有无呼吸？

答：在确信呼吸道已经畅通后，应立即判断患者是否有呼吸。维持气道开放位置，抢救者将自己的耳朵贴近患者口鼻，耳听患者呼吸道有无气流通过的声音；面部侧向患者胸部，眼睛观察患者胸部有无起伏，面部感觉患者呼吸道有无气体排出。

57. 如何判断患者心跳是否停止？

答：在保持开放气道的位置下，抢救者一手置于患者前额，另一手在靠近抢救者一侧触摸颈动脉，可用示指及中指指尖先触及气管正中部位，然后向旁滑移 2～3cm，在胸锁乳突肌内侧轻轻触摸颈动脉搏动。

58. 何谓循环支持？

答：循环支持又称人工循环，是指用人工的方法促使血液在血管内流动，并使人工呼吸后带有新鲜氧气的血液从肺部血管流向心脏，再经动脉供给全身主要脏器，以维持重要器官的功能。

59. 如何确定胸外心脏按压部位？按压频率及深度是多少？

答：按压部位：抢救者以手的示指和中指沿患者肋弓向中间滑移至两侧肋弓交点处即胸骨下半部中点，两乳头连线之间。

按压频率：100 次/分，按压与放松时间大致相等，按压后完全放松。

按压深度：抢救者应紧靠患者胸部一侧，按压深度为 4 ~ 5cm。

60. 闭胸心脏按压操作要领是什么？

答：当触摸不到颈动脉搏动，说明心跳已经停止，应立即进行闭胸心脏按压。

患者仰卧于硬板床或地上，如为软床，身下应放一木板，以保证按压有效，但不要为了找木板而延误抢救时间。

抢救者体位：抢救者应紧靠患者胸部一侧，为保证按压时力量垂直作用于胸骨，抢救者可根据患者所处位置的高低采用跪式或用脚凳等不同体位，然后术者将右手（或左手）示指和中指横放在胸骨下切迹的上方，左手（或右手）的掌根紧挨右手（或左手）的示指放在患者胸骨上，再将右手（或左手）放在左手（或右手）背上掌根重叠，手指翘起脱离胸壁（也可采用两手手指交叉抬手指）。抢救者双肘关节伸直，双肩在患者胸骨上方正中，肩手保持垂直，用力向下按压。

61. 闭胸心脏按压的注意事项及常见错误是什么？

答：闭胸心脏按压如操作不标准，常会导致血流不足和并发症的发生。因此在按压过程中须注意：①按压时应快速、用力，胸廓要求彻底的回弹。②每 2 分钟（5 个循环）人员进行交换，要减少抢救中胸外按压的中断时间，每次换人在 5 秒之内。③正确按压：按压深度 4 ~ 5cm，按压频率 100 次/分。④抢救过程中尽可能不挪动患者。

闭胸心脏按压操作中常见的错误有：①按压部位不正确；②抢救者按压时肘部弯曲，导致用力不垂直；③按压力量不足，按压深度达不到 4 ~ 5cm；④冲击式按压、猛压，按压放松时抬手离开胸骨定位点等，均可导致下次按压部位错误及由此引起骨折。

62．单人心肺复苏的操作要领是什么？

答：（1）首先判断昏倒伤患者的意识、呼吸、心跳情况；如昏倒伤患者呼之不应、意识丧失，应立即呼救。

（2）如能触及颈动脉搏动，表明心脏尚未停止跳动，可只做人工呼吸 10～12 次/分；如颈动脉无搏动，说明心脏已停止跳动，应立即在正确定位下做闭胸心脏按压。

（3）每作 30 次按压，作 2 次人工呼吸，如此反复进行 5 次，检查一次颈动脉搏动，如无搏动则继续作心脏按压和人工呼吸，检查时间不要超过 5 秒。

（4）在转运患者的途中不要停止心肺复苏。

63．双人心肺复苏的抢救要领是什么？

答：双人心肺复苏是指两人同时进行徒手心肺复苏，即一人进行心脏按压，另一人进行人工呼吸。此法既可由专业医务人员进行，也可由非专业人员进行。

双人心肺复苏时两名抢救者必须配合默契，按压频率为 100 次/分，按压与呼吸比例是 30∶2；负责人工呼吸者除进行吹气外还要负责触摸颈动脉，以判断按压是否有效和患者是否恢复自主循环和呼吸。每 2 分钟（5 个循环）人员交换位置，每次心脏按压停止时间不得超过 5 秒。

64．气管内插管目的是什么？

答：①有效地保证呼吸道畅通并防止呕吐物误吸；②为机械通气提供管路；③实现气道内给药。

65．复苏时的给药途径有哪些？

答：（1）静脉内给药：如在心脏骤停前没有插静脉导管，外周静脉（肘前静脉或颈外静脉）是首选。如果复苏期间应用了外周静脉，应快速将药物推进静脉，随之以 20ml 的静脉液体推注并抬高肢体 10～20 秒。

（2）经气管支气管树给药：如一时静脉通道不能建立而气管插管已成功时，可将复苏药物以静脉用量的 2～2.5 倍加等渗盐水稀释至 10ml 左右经气管插管注入气管支气管树。

（3）心内注射：因心内注射可刺破胸膜引起气胸；损伤心脏及冠状动脉；心内注射时胸外心脏按压必须停止等缺点，故临床上不主张心内注射。在特殊情况下必须经心内注射给药时，为减少并发症，可采用剑突旁径路（穿刺针自剑突左侧刺入，向上后方推进）将复苏药物静脉用的半量注入心内。

66．常用的复苏药物有哪些？

答：（1）常用药物：肾上腺素、阿托品、胺碘酮、溴苄胺、利多卡因、碳酸氢钠、多巴胺。

（2）其他改善心功能药物：多巴酚丁胺，硝普钠等。

（3）加强心肌收缩力和提高心肌自律性：钙离子拮抗剂，但目前经验尚少。

67．纠正心脏、呼吸骤停后酸中毒的措施是什么？

答：（1）迅速有效的解除呼吸道梗阻，建立有效通气，及时有效地进行胸外按压，使二氧化碳能够弥散至肺并呼出。

（2）在机械通气时可适当过度通气，以降低细胞内二氧化碳分压。

（3）抢救 10 分钟后如血气分析显示代谢性酸中毒存在，可适当使用碳酸氢钠。

68．复苏有效的指标是什么？

答：（1）自主心跳恢复：可听到心音，触及大动脉搏动，心电图示窦性心律，房性或交界性心律，即使为心房扑动或颤动亦是自主心跳恢复的表现。

（2）瞳孔变化，散大的瞳孔回缩变小，对光反应恢复。

（3）脑功能开始好转的迹象：意识好转、肌张力增加、自主呼吸恢复、出现吞咽动作。

69. 抢救过程中医护人员如何配合？

答：（1）为保证抢救工作的顺利进行，一切以患者为中心，发扬团结协作精神。所有医护人员均应接受急救技术的培训。

（2）操作上不分医生护士，但通常应当由操作最熟练的人员进行操作。

（3）在抢救现场由最有权威的医生负责记录和指挥，并下达医嘱。

（4）护士原则上不执行口头医嘱，紧急情况下若执行口头医嘱，应重复2遍；两人以上核对，方可执行，并保留安瓿。

（5）快速建立静脉通路和气道，静脉给药时，应选择大的近心静脉，给药方法应当是快速推入，而不是缓慢滴入。

（6）准备所有可能使用的抢救仪器。

70. 新三联各种药物的剂量分别是多少？

答：肾上腺素：1mg；阿托品：0.5～1mg；利多卡因：50～100mg。

# 第 二 部 分

# 临床护理技术操作
# 常 见 并 发 症

# 第十二章 口腔护理技术操作并发症

## Complication of Mouth Care

### 一、口腔粘膜损伤

1．发生原因

(1) 在口腔擦洗过程中，由于护理人员动作粗暴、裸露的止血钳尖端碰伤口腔粘膜及牙龈，特别是肿瘤患者放疗期、口腔有感染及凝血功能差的患者，容易引起口腔粘膜及牙龈的损伤。

(2) 为昏迷患者进行口腔护理时，使用开口器协助张口方法不正确或力量不当，造成患者口唇、牙龈或口腔粘膜损伤。

(3) 漱口液温度或浓度不当，造成口腔粘膜灼伤。

2．临床表现

口腔粘膜充血、出血、水肿、炎性反应、溃疡形成，患者主诉口腔疼痛，颌下可触及淋巴结肿大。

3．预防及处理

(1) 为患者进行口腔护理时，动作要轻柔，避免止血钳的尖端直接触及患者口腔粘膜。

(2) 对凝血机制差、有出血倾向的患者，擦洗过程中特别要注意防止碰伤粘膜及牙龈。

(3) 对需要使用开口器协助张口的患者，应将开口器包上纱布后从臼齿处放入，以防损伤患者口腔粘膜或牙齿；牙关紧闭者不可使用暴力使其张口。

（4）根据口腔具体情况选择温度、浓度适宜的漱口液。

（5）在口腔护理过程中，要注意观察口腔粘膜情况。如发生口腔粘膜损伤，应用多贝尔氏液、呋喃西林液或0.1%～0.2%双氧水含漱；如有口腔溃疡疼痛时，溃疡面用西瓜霜或锡类散吹敷，必要时可用利多卡因喷雾止痛或洗必泰漱口液直接喷于溃疡面，每日3～4次抗感染。

**二、吸入性肺炎**

1．发生原因

多发生于意识障碍的患者，口腔护理的清洗液、口腔内分泌物及呕吐物误入气道，是吸入性肺炎的主要原因。

2．临床表现

（1）发热、咳嗽、咳痰、气促及胸痛等，叩诊呈浊音，听诊肺部有湿性啰音。

（2）胸部X片可见斑片状阴影。

（3）实验室检查有白细胞增多。

3．预防及处理

（1）为患者进行口腔护理时，辅助患者采取仰卧位，切记将头偏向一侧，防止漱口液流入呼吸道。

（2）口腔护理所用棉球要拧干水分，不可过湿；神志不清的患者不可漱口，以防误吸。

（3）已出现肺炎的患者，根据病情选择合适的抗生素积极进行抗感染治疗。并结合相应的临床表现采取对症处理。

**三、窒息**

1．发生原因

（1）医护人员为神志不清或吞咽功能障碍的患者进行口腔护理时，由于粗心大意，将棉球遗留在口腔，导致窒息。

（2）有义齿的患者，操作前未将义齿取出，操作时义齿脱落，造成窒息。

(3) 为兴奋、躁动、行为紊乱的患者进行口腔护理时，因患者不配合造成擦洗棉球松脱，掉入气管或支气管，导致窒息。

2. 临床表现

口护过程中患者突发吸气性呼吸困难，面色发绀，端坐呼吸，三凹症阳性，严重者出现面色苍白、四肢厥冷、尿便失禁、抽搐、昏迷、甚至呼吸停止。

3. 预防及处理

(1) 严格按照口腔护理的操作规范进行操作，每次擦洗只能夹取一个棉球，防止棉球遗漏在口腔。

(2) 认真检查牙齿情况。操作前看牙齿有无松动、义齿有无松脱，如为活动性义齿，应在操作前取下。

(3) 对于兴奋、躁动、行为紊乱的患者尽量在其较安静的情况下进行口腔护理。

(4) 患者出现窒息后应立即进行处理，迅速清除吸入异物，恢复有效通气；如异物已进入气管或支气管，患者出现严重的呼吸障碍，立即用大号穿刺针行环甲膜穿刺，以改善通气，争取时间做气管插管或气管切开。

# 第十三章　鼻饲技术操作并发症

# Complication of Nasogastric Tube Feeding

## 一、鼻、咽、食管粘膜损伤和出血

1. 发生原因

(1) 反复插管或因患者烦躁不安自行拔除胃管损伤鼻、咽、食管粘膜。

(2) 长期留置胃管对粘膜的刺激引起口、鼻粘膜糜烂及食管炎。

2. 临床表现

咽部不适、疼痛、吞咽困难，鼻腔流出血性液，部分患者出现感染症状。

3. 预防及处理

(1) 对需要长期留置胃管者选用聚氯脂或硅胶胃管，该种胃管质地软，管径小、可减少插管对粘膜的损伤。对需要手术的患者，可采取手术麻醉后插管，以减少对患者的刺激。

(2) 向患者做好解释说明，取得患者的合作，操作时动作要轻稳、快捷。

(3) 长期留置胃管者，应每日用石蜡油滴鼻，防止鼻粘膜干燥糜烂。

(4) 按时更换胃管，每日两次做口腔护理，保持口腔湿润、清洁。

(5) 鼻腔粘膜损伤引起的出血量较多时，可用冰盐水冷敷鼻部或用去甲肾上腺素浸湿的纱条填塞止血；咽部粘膜损伤可雾化吸入地塞米松、庆大霉素等，每日两次，每次20分钟，以减轻粘膜充血水肿；食管粘膜损伤出血可给予抑酸、保护胃粘膜药物。

**二、误吸**

1．发生原因

（1）年老、体弱或有意识障碍的患者反应差，贲门括约肌松弛造成食物反留引起误吸。

（2）患者胃肠功能减弱，鼻饲速度过快，胃内容物潴留过多，腹压增高，引起食物反流导致误吸。

（3）吞咽功能障碍导致分泌物或食物误吸。

2．临床表现

鼻饲过程中，患者突然出现呛咳、气喘，呼吸困难、心动过速、咳出或经气管吸出鼻饲液。吸入性肺炎患者还可出现体温升高、咳嗽等症状。

3．预防及处理

（1）选用管径适宜的胃管，将鼻饲液匀速限速滴入。

（2）昏迷患者翻身应在鼻饲前进行，以免胃受到机械性刺激导致食物反留引起误吸。

（3）对于危重患者，进行鼻饲前应先吸净气道内痰液，鼻饲前和鼻饲后取半卧位，防止食物反留导致误吸。

（4）误吸发生后，应立即停止鼻饲，取头低右侧卧位，吸出气道内误吸物，气管切开者可经气管套管内吸引；有肺部感染迹象者及时使用抗生素。

**三、腹泻**

1．发生原因

（1）鼻饲液量过多引起消化不良性腹泻。

（2）鼻饲液内含脂肪过多引起脂性腹泄。

（3）鼻饲液配置过程中未严格遵守无菌原则，食物被细菌污染，导致肠道感染。

（4）对牛奶、豆浆不耐受者，使用部分营养液如“能全力”易引起腹泄。

2．临床表现

患者大便次数增多，部分排水样便，伴或不伴有腹痛，肠鸣音亢进。

3．预防及处理

（1）鼻饲液配置过程中防止污染，每日配制当日量，妥善保存，食物及容器每日煮沸灭菌后使用。

（2）鼻饲液温度以37～40℃最适宜，同时，注意鼻饲液的浓度、进食量及进食速度，一般浓度由低到高，进食量由少到多，进食速度由慢到快；尽量食用接近正常体液渗透克分子（300mmol/L）的溶液。

（3）认真询问饮食史，对于饮用牛奶、豆浆等易致腹泄、胃肠功能差或从未饮用过牛奶患者要慎用含牛奶、豆浆的鼻饲液。

（4）对于肠道菌群失调者，可口服乳酸菌制剂；肠道真菌感染者，给予抗真菌药物对症治疗；严重腹泄无法控制时可暂停喂食。频繁腹泄者，保持肛周皮肤清洁干燥，防止皮肤溃烂。

**四、胃出血**

1．发生原因

（1）鼻饲注入食物前抽吸胃液用力过大，损伤胃粘膜，导致微血管破裂。

（2）患者躁动不安，体位不断变化，胃管反复刺激引起胃粘膜损伤出血。

(3) 鼻饲的重型颅脑损伤患者因脑干、植物神经功能障碍、胃肠血管痉挛、粘膜坏死发生神经源性溃疡而致消化道出血。

2. 临床表现

轻者可从胃管内抽出少量鲜血，出血量多时呈陈旧性咖啡性血液，严重者可有血压下降、脉搏细速等出血性休克的表现。

3. 预防及处理

(1) 重型颅脑损伤患者可预防性使用抑酸药物，鼻饲时间不宜过长。

(2) 鼻饲前抽吸胃液力量要适当。

(3) 牢固固定胃管，对于躁动不安的患者可遵医嘱适当使用镇静剂。

**五、胃潴留**

1. 发生原因

一次鼻饲量过多或两次鼻饲间隔时间太短，胃内容物多，加之胃肠消化功能差，胃蠕动减慢，排空障碍导致食物潴留在胃内。

2. 临床表现

腹胀，胃潴留量大于 150ml 时可抽吸出潴留液，严重者可引起胃食管反流。

3. 预防及处理

(1) 定时定量鼻饲，每次鼻饲量不超过 200ml，间隔时间不少于 2 小时。

(2) 每次鼻饲完协助患者取高枕卧位或半坐卧位，防止食物反流。

（3）病情许可的条件下鼓励患者多活动，卧床者可增加翻身次数，以促进胃肠功能恢复，并能依靠重力作用加快胃排空，预防和减轻胃潴留。

# 第十四章　胃、空肠造瘘灌注操作并发症

# Complication of Stomach and Jejunostomy Perfusion

## 一、造瘘管堵塞

1．发生原因

(1) 经造瘘管输入的药物或食物未充分研碎，或食物纤维缠绕成团，堵塞管腔。

(2) 输入的药物或食物粘稠度太大，沉淀附着在管壁上，造成管腔堵塞。

(3) 输注完食物或药物后未及时用温水冲洗管道，日久造成管腔堵塞。

2．临床表现

食物或药物流入不畅，用注射器推注有阻力，回抽无胃内容物或肠液流出。

3．预防及处理

(1) 所有输注药物和食物均应充分研碎，用纱网过滤后输注更佳，避免团块堵塞管腔。

(2) 所输注药液和食物不能太粘稠，输注过程中经常摇晃输注容器，防止药液和食物在管腔内发生沉淀，输注完毕后及时用温水冲洗管腔。

(3) 如果发生造瘘管堵塞，可用干净的导尿管插到造瘘管内进行反复冲洗，避免用尖端锐利的金属丝捅插，防止将

造瘘管穿破。

## 二、食物反流

1．发生原因

（1）营养液输注速度过快、量过多，导致胃、肠内容物潴留，随着胃蠕动，容易出现食物反流。

（2）营养液还未排空时，遇有腹压增高的情况，可引起食物反流。

（3）胃肠功能障碍者因其蠕动减慢、消化液分泌减少，此时如营养液输注过快，可出现食物反流。

2．临床表现

输注的营养液从口、鼻或造瘘管内流出，有人工气道者，可从人工气道内吸出反流的营养液。

3．预防及处理

（1）根据患者的具体情况给予适量的营养液；输注时循序渐进，速度不要过快，对年老体弱、婴幼儿和胃肠功能不良者，可少量多次输注，昏迷患者应从少量给起，以防食物反流。

（2）有人工气道者输注营养液之前，将气管插管的气囊适度充气，同时吸净气道内分泌物，防止输注营养液过程中吸痰，引起腹压增高，导致食物反流。其他诸如搬动患者、翻身等易引起腹压增高的动作尽量在输注营养液之前进行。

（3）输注营养液时和输注后，尽量取半卧位，以利食物排空；每次输注前均应观察胃排空情况，如有胃潴留，应减少输注量或延长间隔时间。

（4）出现反流时，应暂停输注营养液，同时尽快吸干净气道及口腔内反流物，保持有效通气，记录反流量并给予口腔护理。

## 三、感染

1．发生原因

（1）患者营养状况差，机体抵抗力低，易发生细菌感染。

（2）营养液配制、保存或应用过程中被细菌污染。

（3）操作过程中未严格执行无菌原则，造瘘口部位换药不及时导致局部感染。

2．临床表现

感染分局部感染和全身感染两种。局部感染表现为造瘘口部位红、肿、热、痛，造瘘口长期不愈合。全身感染有明显的全身中毒症状，表现为寒战、高热、腹泻等，血液中白细胞计数升高。

3．预防及处理

（1）加强营养液配制、保存及应用过程中的管理，保持营养液新鲜、干净卫生。

（2）严格遵守操作规程，加强无菌操作观念，所用物品应每日彻底清洗，保持清洁卫生，每次输注完营养液后用无菌纱布将造瘘口开口端反折包裹。

（3）保持造瘘口局部清洁、定时换药，如有污染应随时更换敷料，每天用碘伏消毒造瘘口周围皮肤，防止感染发生。

（4）每日观察造瘘口周围皮肤及体温的变化，以便早期发现感染迹象；一旦发生感染，应迅速查明感染的原因，给予局部或全身抗感染治疗。

# 第十五章　导尿及留置导尿技术操作并发症

# Complication of Urethral Catheterization and Indwelling Catheter

## 一、尿道粘膜损伤

1. 发生原因

（1）操作者不熟悉尿道的解剖结构，插管或拔管时操作动作粗暴，易造成男性尿道的狭窄和弯曲部位损伤。

（2）患者精神紧张，在插管时发生尿道括约肌痉挛；下尿道病变，尿道扭曲变形，插管易造成尿道粘膜损伤。

（3）所选用导尿管粗细不合适、质地僵硬、反复插管等均易造成尿道粘膜损伤。

（4）使用气囊导尿管导尿时，插管深度不够即向气囊内注水造成气囊压迫后尿道，导致粘膜水肿出血。

2. 临床表现

尿道内疼痛，局部压痛明显，排尿时加重；尿道外口溢血，有时伴血块；部分患者可出现排尿困难甚至发生尿潴留；尿道粘膜损伤严重者可伴有会阴血肿、尿液外渗、甚至直肠瘘，损伤并发感染者出现体温升高、尿道流脓或尿道周围脓肿。

3. 预防及处理

（1）操作者置管前认真评估患者，了解患者有无尿道狭窄、前列腺增生或其他尿道病变，并向患者做耐心解释，消除患者的紧张情绪，取得患者的配合。

(2) 选用粗细合适、质地柔软的导尿管，插管前润滑导尿管，尤其是尿管的气囊部位，以减少插管时的摩擦力。

(3) 操作时严格执行操作规范，手法轻柔，插管速度要缓慢，切忌强行插管，亦不要来回抽插和反复插管。

(4) 对于患有尿道不全梗阻、前列腺增生等的患者，可在医生的指导下小心插管，操作前用利多卡因胶浆润滑导尿管及尿道外口，操作过程中认真观察患者的反应，如有不适，立即停止操作。

(5) 导尿所致尿道粘膜损伤，轻者无需处理或经止血镇痛等对症处理即可痊愈，严重损伤者可行手术修补治疗。

**二、尿路感染**

1．发生原因

(1) 操作者无菌观念不强，未能严格执行无菌技术操作，或使用的导尿管受到细菌污染、使细菌逆行侵入尿道和膀胱，造成尿路感染。

(2) 操作者技术不熟练、选用导尿管粗细不合适或质地太硬、尿管插入不顺利而反复多次插管造成尿道粘膜损伤，增加了尿路感染的机会。

(3) 导尿术作为一种侵袭性操作，常可导致尿道粘膜损伤，破坏了尿道粘膜的屏障作用。

(4) 留置尿管期间，尿道外口清洁、消毒不彻底，造成上行感染。引流装置的密封性欠佳、留置尿管时间长、尿袋内尿液反流、机体免疫功能低下都可造成尿路感染。

(5) 尿道不全梗阻、前列腺增生等的患者置管后易发生尿潴留，增加了感染的机会。

2．临床表现

主要表现为尿频、尿痛、尿急等尿路刺激症状，感染严重时有寒战、发热、尿道口有脓性分泌物。尿液检查可有红细胞、白细胞，细菌培养呈阳性结果。

3．预防及处理

（1）操作者应严格执行无菌技术操作，所用物品严格灭菌；操作时动作轻柔，防止粘膜损伤。

（2）选用质地柔软的导尿管，引流装置应低于膀胱的位置，防止尿液反流，减少尿路感染的机会。

（3）尽量避免长期留置尿管，对需要长期留置导尿管的患者，应定时夹闭，开放导尿管，以训练膀胱的功能。

（4）一旦发生尿路感染，必须尽可能拔除导尿管，并根据病情采用合适的抗菌药物进行治疗。

**三、虚脱**

1．发生原因

尿潴留患者短时间内大量放尿，腹腔内压力突然降低，血液大量滞留在腹腔血管内，导致循环血量减少，血压降低而发生虚脱。

2．临床表现

患者突然出现头晕、恶心、呼吸表浅、面色苍白、全身出冷汗，有的伴有肌肉松弛、周身无力，严重者伴有意识不清。

3．预防及处理

（1）对膀胱高度膨胀且有极度虚弱的患者，放尿速度要缓慢，一次放尿不能超过 1000ml。

（2）发现患者虚脱，立即取平卧位或头低脚高位，以保护重要脏器的血液供应，同时用手指掐压人中、内关、合谷、足三里等穴位，使患者尽快苏醒。

(3) 经上述抢救处理无效者，应迅速建立静脉通道，并立即通知医生进行抢救。

**四、尿潴留**

1．发生原因

(1) 长期留置导尿，一直开放引流，未训练膀胱的充盈与排空，导致膀胱功能障碍。

(2) 泌尿系感染时，尿路刺激症状严重者影响排尿致尿潴留。

(3) 导尿管滑脱而致无效引流，或由于导尿管对尿道粘膜的压迫，导致局部充血、水肿、排尿疼痛影响排尿而致尿潴留。

2．临床表现

患者有尿意但无法排出，尿潴留严重时，膀胱明显充盈胀大，下腹胀痛难忍。

3．预防及处理

(1) 尽量避免长期留置导尿，对确需长期留置导尿者应定时夹闭，开放导尿管，以训练膀胱的功能，认真观察尿量，定时检查膀胱区有无肿胀，及早发现尿潴留。

(2) 及时治疗泌尿系感染，对尿路刺激症状明显者，可给予碳酸氢钠口服碱化尿液。

(3) 经上述措施，患者尿潴留无法解除者，须导尿或重新留置导尿。

**五、拔管困难**

1．发生原因

(1) 导尿管原因：导尿管老化变性、气囊腔堵塞致气囊内气体或液体排出困难。

(2) 患者的原因：患者精神紧张，尿道平滑肌痉挛；长期置管，尿垢形成，使导尿管与尿道紧密粘贴。

2．临床表现

常规方法不能顺利拔管；拔导尿管前，气囊内气体或液体不易抽出，拔管时，患者感觉尿道疼痛。

3．预防及处理

（1）选用优质导尿管，置管前认真检查气囊的注、排气情况。带管者在病情许可的情况下鼓励患者多饮水，每日1500～2500ml，增加排尿量，减少尿垢形成。

（2）气囊腔堵塞者可在膀胱充盈的情况下用导尿管内置导丝刺破气囊拔除导尿管。

（3）对于精神极度紧张的患者，可遵医嘱给予镇静剂，使患者尽量放松。

**六、引流不畅**

1．发生原因

（1）导尿管原因：引流腔堵塞、导尿管在膀胱内反折打结、导尿管折断。

（2）气囊充盈过度，压迫刺激膀胱三角区，引起膀胱痉挛，造成尿液外渗。

（3）导尿管受外力牵拉变形，影响尿液引流。

2．临床表现

留置尿管后无尿液流出或引流量减少，与患者病情不相符。

3．预防及处理

（1）留置尿管期间在患者病情许可的情况下，鼓励患者多饮水（每日1500～2500ml）、多活动。

（2）长期留置导尿管者，遵医嘱每日做膀胱冲洗一次，每月更换导尿管一次。

（3）防止导尿管反折、折断，不要过度牵拉导尿管，防止导尿管变形。

（4）膀胱痉挛者，遵医嘱给予解痉药物。

（5）导尿管堵塞者可用导尿管附带的导丝疏通引流腔，如仍不通畅，则需更换导尿管。

# 第十六章　灌肠技术操作并发症

## Complication of Clyster

### 一、肠粘膜损伤

1．发生原因

（1）选用的肛管型号不合适或质地较硬，反复插管导致肠粘膜损伤。

（2）操作者插管时动作粗暴、肛管润滑不够即强行插管。

（3）插管时患者紧张，配合不好，肛门括约肌痉挛，插入困难而致损伤。

2．临床表现

肛门部位疼痛，排便时加剧，局部有压痛；损伤严重时可见肛门溢血或大便带血，局部水肿厉害可致排便困难。

3．预防及处理

（1）操作前耐心向患者做好解释，取得患者的配合；选择型号合适、质地优良的肛管，插管前充分润滑肛管前端。

（2）操作时动作要轻，顺应肠道的解剖结构，缓慢插入，尽量避免反复插管。

（3）插入深度要合适，成人插入深度 7～10cm，小儿插入深度 4～7cm。

（4）肛门疼痛和已发生肠出血者遵医嘱给予止痛、止血等对症治疗。

**二、肠穿孔**

1．发生原因

（1）灌肠时所选肛管质地粗硬，型号不合适，反复多次插管。

（2）插管时动作粗暴，用力过猛，穿破肠壁。

（3）一次灌入液量过多，肠道内压力过大。

2．临床表现

灌肠过程中患者突发腹痛、腹胀，查体腹部有压痛和反跳痛。

3．预防及处理

（1）选择型号适宜、质地优良的肛管。

（2）插管时动作应轻缓，遇有阻力时应调整肛管位置或变换患者的体位，避免强行插管。

（3）严格控制灌肠液流入速度，灌肠袋内液面距患者肛门高度45～60cm。

（4）一旦发生肠穿孔，应立即转外科行手术治疗。

**三、虚脱**

1．发生原因

（1）灌肠者年老体弱、全身营养状况差或患有严重心肺疾患。

（2）灌肠液流入过快，液量过多。

（3）灌肠液温度过低引发肠道痉挛。

2．临床表现

灌肠过程中患者突然发生头晕、恶心、面色苍白、全身冷汗甚至晕厥。

3．预防及处理

（1）灌肠液的温度要适宜，一般为39～41℃，不可过高或过低（高热患者灌肠降温者除外）。

（2）灌肠时应根据患者的身体状况及耐受力调整合适的流速。

（3）一旦发生虚脱应立即让患者平卧休息并对症处理。

**四、大便失禁**

1．发生原因

（1）灌肠时插入肛管动作粗暴，损伤了肛门括约肌或其周围的血管或神经。

（2）灌肠时患者心情紧张造成排便反射控制障碍。

（3）长期留置肛管，肛门括约肌反应性降低甚至永久性松弛。

2．临床表现

大便不受控制地由肛门排出。

3．预防及处理

（1）插管时动作应轻缓，避免损伤肛门括约肌及其周围组织。

（2）操作前向患者做好解释工作，消除患者的紧张情绪，鼓励患者加强意识以控制排便。

（3）需肛管排气时，一般置管不超过 20 分钟，如需要可间隔 2～3 小时后重复插管排气。

（4）帮助患者重建控制排便的能力，逐步恢复肛门括约肌的控制能力，鼓励患者尽量自己排便。

（5）已发生大便失禁者应保持肛周皮肤清洁、干燥，避免破溃感染。

**五、肛周皮肤损伤**

1．发生原因

长期卧床或年老体弱患者灌肠后排便次数增多，肛周皮肤长期受潮湿刺激，抵抗力降低。

2．临床表现

肛周皮肤红肿破溃。

3．预防及处理

(1) 患者排便后及时清洗肛周皮肤，保持局部清洁干燥。

(2) 正确应用大小便器，防止擦伤肛周皮肤。

(3) 发生肛周皮肤破溃后遵医嘱对症处理。

# 第十七章　各种注射技术操作并发症

## Complication of All Sorts of Injection

### 一、出血

1．发生原因

患者有凝血机制障碍；拔针后局部按压时间太短，按压部位欠准确。

2．临床表现

注射部位拔针后针眼处有少量血液渗出，迟发性出血者可形成皮下血肿，表现为注射部位肿胀、疼痛。

3．预防及处理

（1）执行操作前仔细询问患者有无凝血机制障碍，注射完毕后准确按压注射部位，时间要充分，有凝血机制障碍者更要适当延长按压时间。

（2）有血肿形成者，遵医嘱对症处理。

### 二、硬结形成

1．发生原因

（1）注射药物中所含不溶性微粒在注射部位蓄积，刺激机体的防御系统，引起巨噬细胞增殖，导致硬结形成。

（2）同一注射部位反复、多次、大量注射药物或药物浓度过高、注射部位过浅，局部组织受物理、化学刺激，产生炎性反应；局部血循环不良，药物吸收缓慢。

（3）注射部位感染后纤维组织增生形成硬结。

2．临床表现

表现为局部肿胀，可扪及明显的硬结，严重者可导致皮下纤维组织变形、增生形成肿块或出现脂肪萎缩、甚至坏死。

3. 预防及处理

（1）熟练掌握各种注射技术，准确掌握注射深度；注射药量不宜过多，一般不超过2ml，注射速度要缓慢。

（2）避免长期在同一个部位注射，注射时避开瘢痕、炎症、皮肤破损处。

（3）注射时严格执行无菌技术操作，防止微粒污染；做好皮肤消毒，防止注射部位感染。

（4）对于一些难吸收的药液，注射后及时给予局部热敷或按摩，以促进血液循环，加快药物吸收。

（5）已形成的硬结，可选用以下方法处理：①用伤湿止痛膏贴硬结处；②用50%硫酸镁湿敷；③将云南白药用醋调成糊状涂于硬结处；④取新鲜马铃薯切片用654－2注射液浸泡后外敷硬结处。

**三、神经损伤**

1. 发生原因

注射时针头刺中神经或靠近神经，药物直接刺激神经或局部高浓度药物毒性引起神经粘连和变形坏死。

2. 临床表现

注射当时即可出现神经支配区麻木、放射痛、肢体无力和运动范围缩小。后期根据受累神经的损伤程度不同而出现不同的临床表现，表现为神经支配区运动、感觉功能障碍。神经损伤分完全损伤、重度损伤、中度损伤和轻度损伤。分度标准如下：

完全损伤：神经功能完全丧失。

重度损伤：神经支配区部分肌力、感觉降至 1 级。

中度损伤：神经支配区部分肌力、感觉降至 2 级。

轻度损伤：神经支配区部分肌力、感觉降至 3 级。

3. 预防及处理

（1）操作者应熟练掌握各种注射技术，准确选择注射部位，避开神经和血管走行部位进针。

（2）正确掌握给药途径，慎重选择注射药物，注射给药应选用刺激性小、等渗、pH 值接近中性的药物。

（3）注射过程中认真听取患者的主诉，如发现神经支配区麻木或放射痛，应立即拔针，停止注射。

（4）发生神经损伤后视损伤程度不同给予不同的处理。对于中度以下的损伤，给予理疗、热敷，以促进炎症的消退和药物的吸收，同时给予营养神经药物治疗，有助于神经功能的恢复。中度以上神经损伤，应尽早行手术治疗。

## 四、针头堵塞

1. 发生原因

抽吸瓶装药品时瓶塞橡胶造成针头堵塞；注射药物过于粘稠、药液未充分溶解、悬浊药液、针头过细等均可造成针头堵塞。

2. 临床表现

注射推药时阻力大，无法将注射器内的药液注入体内。

3. 预防及处理

（1）抽吸瓶装药物时，以 45°角度穿刺进入橡胶塞，可减少橡胶塞堵塞针头的几率。

（2）根据药液的性质选择合适的针头，粘稠药液、悬浊液应选择稍粗的针头。

（3）注射过程中如发现针头堵塞，应拔针更换针头和注射部位后另行注射。

**五、针头弯曲或针体折断**

1．发生原因

(1) 针头本身有质量问题，如针头过细、过软、针头钝、针尖有钩等。

(2) 穿刺部位有硬结、瘢痕；注射时体位不当，局部肌张力高；操作者用力不当均可造成针头弯曲或针体折断。

2．临床表现

针头部位弯曲变形或针体折断在患者体内，注射无法继续进行。

3．预防及处理

(1) 选择质量合格的针头。

(2) 选择合适的注射部位，避开硬结和瘢痕；注射时取舒适的体位，使局部肌肉放松。

(3) 严格按操作规程进行操作，操作者注意进针手法、力度和方向，勿将针体全部刺如皮肤内。

(4) 如出现针头弯曲，应查明弯曲的原因，更换针头后重新注射。如发生针体折断，医务人员应保持镇静，同时稳定患者情绪，让患者保持原体位，勿移动肢体或做肢体收缩动作，防止断在体内的针体移位，迅速用止血钳将折断的针体拔出，如针体已完全没入皮肤，则需在 X 线下通过手术将针体取出。

**三、静脉炎**

1．发生原因

操作过程中无菌技术操作不严格引起局部静脉感染；长期输入高浓度、刺激性强的药物对血管造成刺激。

2．临床表现

局部表现为沿静脉走行的条索状红线，伴红、肿、热、痛、功能障碍，全身表现有畏寒、发热、乏力等。

3．预防及处理

严格执行无菌技术操作；对血管刺激性强的药物应充分稀释后再应用，以减少药物对血管的刺激；长期输液者制定保护血管的计划，合理更换注射部位，延长血管使用时间。一旦发生静脉炎，即应停止在此处静脉给药，将患肢抬高、制动、局部对症治疗。伴有全身感染者，遵医嘱给予抗生素治疗。

**四、发热**

1．发生原因

（1）液体和药物清洁灭菌不完善或在输液前已被污染，致热源、死菌、游离菌体蛋白等致热物质进入体内引起发热反应。液体或药物成分不纯、消毒保存不良、多种药物联合应用、所含致热源累加到一定量后输入体内即会引起发热反应。

（2）输液器具灭菌不彻底、超出有效期或包装破损、原材料不合格等原因都会造成输液反应的发生。

（3）输液操作过程未能严格遵守无菌操作原则。

2．临床表现

输液过程中出现与原发病不相关的发冷、寒战、发热，轻者体温在 38℃左右，重者初起寒战，继之高热达 40 ~

41℃并伴有头痛、恶心、呕吐、周身不适等症状。

3．预防及处理

(1) 严格执行三查七对制度，用药前仔细核对药品的有效期以及瓶盖有无松动及缺损；瓶身、瓶底及瓶签处有无裂纹；药液是否变质；输液器具是否在安全使用条件内。

(2) 输液过程中严格执行无菌操作原则；合理应用药物，注意药物的配伍禁忌，液体要现用现配。

(3) 对于轻度发热反应，可减慢输液速度，同时注意保暖。重者立即停止输液，高热者给予物理降温并遵医嘱给予抗过敏及激素治疗。

(4) 发生发热反应后，应保留输液器具和溶液进行必要检查。

**五、急性肺水肿**

1．发生原因

输液速度过快，短时间内输入大量液体，使循环血容量急剧增加，心脏负荷过重而引起心力衰竭、肺水肿。

2．临床表现

患者突然感到胸闷、呼吸急促、咳嗽、面色苍白、出冷汗、心前区有压迫感或疼痛，咳泡沫样血性痰，严重者可由口鼻涌出大量泡沫样血性液体，肺部遍布湿啰音，脉搏细速、心律快而且节律不整。

3．预防及处理

(1) 严格控制输液速度，对老人、儿童、心脏功能不全者输液速度不宜过快，液量不宜过多，输液过程中加强巡视，注意输液速度的变化。

(2) 发生肺水肿时立即停止输液，迅速通知医生进行处理。在病情许可的情况下，让患者取端坐位，两腿下垂，高流量氧气吸入，并在湿化瓶中加入50%～75%的酒精，以减低肺泡内泡沫的表面张力，改善肺泡的气体交换，纠正缺氧。

（3）根据病情给予强心、利尿、平喘治疗，必要时四肢轮流扎止血带或血压计袖带，以减少静脉回心血量。

## 六、空气栓塞

1．发生原因

输液器内空气未排尽；输液器莫菲滴管以上部分有破损；加压输液、输血时无人看守。进入静脉的气体，随血流到右心房，再到右心室，堵塞肺动脉的入口，引起肺栓塞。

2．临床表现

患者突发胸闷、胸骨后疼痛、眩晕、濒死感，随即出现呼吸困难和严重发绀，听诊心前区可听到挤压海绵似的声音，如空气量少，到达毛细血管时发生堵塞，则损害较小，如空气栓子大，患者可因严重缺氧而立即死亡。

3．预防及处理

（1）输液时必须排尽输液器内的空气，检查输液器是否严密不漏气。

（2）输液过程中加强巡视，液体输完后及时更换，加压输液时一定有人在旁守候。

（3）发生空气栓塞后立即让患者取左侧卧位和头低足高位，使气体浮向右心室尖部，避免阻塞肺动脉口，使气体随着心脏跳动，将空气混为泡沫，分次小量进入肺动脉。

（4）高浓度氧气吸入，提高患者的血氧浓度，纠正缺氧状态。

# 第十九章 静脉输血操作并发症

# Complication of Intravenous Blood Transfusion

## 一、非溶血性发热反应

1．发生原因

（1）保存液或输血用具被致热源污染，输血后即可引起发热反应。

（2）多次输血的患者，血液中可产生白细胞凝集素和血小板凝集素，再次输血时，对所输入的白细胞和血小板发生作用，产生凝集，发生免疫反应，引起发热。

2．临床表现

多发生在输血后1～2小时内，往往先有发冷或寒战，继之体温上升，可达39～40℃，伴有皮肤潮红、头痛、恶心、呕吐等症状，一般无血压变化，症状多持续1～2小时后缓解，少数反应严重者可出现抽搐、呼吸困难、血压下降、甚至昏迷死亡。

3．预防及处理

（1）去除致热源。严格管理血库保存液和输血用具，按无热源技术配置保存液，确保输血、采血用具无菌。

（2）一旦发生发热反应，立即停止输血，保留血液进行细菌学检验。

（3）遵医嘱给予解热镇痛药和抗过敏药物，体温过高者给物理降温。

## 二、溶血反应

1．发生原因

（1）输入异型血，供血者和受血者血型不符。

（2）输血前红细胞已被破坏发生溶血，多见于血液保存过久、储存环境温度过高或过低、血液震荡过剧、血液内加入高渗或低渗溶液、血液染菌等，均可导致红细胞大量破坏。

（3）Rh 因子所致溶血，Rh 阴性者输入 Rh 阳性血液后，在其血清中出现 Rh 抗体，若再次输入 Rh 阳性血液，即可发生凝集而造成溶血性输血反应。

2．临床表现

溶血反应是输血中最严重的并发症，典型的症状是在输血 10～20ml 后，患者出现头部胀痛、面色潮红、恶心呕吐、心前区压迫感，四肢麻木、腰背剧痛，严重者出现急性肾功能衰竭而死亡。

迟发型溶血反应可发生在输血后 7～14 天，表现为不明原因的发热、贫血、黄疸和血红蛋白尿。

3．预防及处理

（1）输血前认真做好血型鉴定及交叉配血试验，严格执行核对制度，经两人以上共同核对患者及供血者姓名、血型、有无凝集，再到患者床前询问患者血型，无误后方可输注。

（2）血液在运送过程中避免剧烈震荡，应轻拿轻放，储存时温度要适宜，严格执行血液保存制度。

（3）发生溶血反应后应立即停止输血，迅速通知医生进行处理，血瓶中剩血应做细菌涂片和培养，以排除细菌污染。

(4) 双侧腰部封闭，并用热水袋热敷，以解除肾血管痉挛，保护肾脏。

(5) 严密观察血压和尿量的变化，及早预防休克和急性肾功能衰竭的发生。

**三、急性左心衰**

1. 发生原因

输血速度过快，短时间内输入大量血液，有效循环血量剧增，心脏负荷过重，引起急性左心衰竭。多见于心功能不全患者、老年人和婴幼儿。

2. 临床表现

患者在输血过程中或输血后突然出现头部剧烈胀痛，呼吸困难、胸闷、咳嗽、唇绀、咳粉红色泡沫样痰，查体可见患者端坐呼吸，双侧颈静脉怒张，双肺湿啰音。

3. 预防及处理

(1) 严格控制输血速度和输血量，对老人、儿童、心脏功能不全者根据病情调整滴速，输液过程中加强巡视，密切注意滴速的变化。

(2) 发生肺水肿时立即停止输血，迅速通知医生进行处理。在病情许可的情况下，让患者取端坐位，两腿下垂，高流量氧气吸入，并在湿化瓶中加入50%～75%的酒精，以减低肺泡内泡沫的表面张力，改善肺泡的气体交换，纠正缺氧。

(3) 根据病情给予镇静、强心、利尿、平喘、血管扩张剂进行治疗，必要时进行四肢轮流扎止血带或血压计袖带，以减少静脉回心血量。

**四、空气栓塞、微血管栓塞**

1. 发生原因

输血器内气体未排尽；输血器莫菲滴管以上部分连接不严密；加压快速输血时导致大量空气进入。

2．临床表现

输血过程中患者突然感到胸部异常不适，眩晕，随即出现呼吸困难和严重发绀，大量气体进入时可致患者短时间内死亡。

3．预防及处理

（1）输血前将输血器内的空气排净，输血过程中密切观察；加压快速输血时应有人在旁看护；更换输血袋时应再次检查输血器内有无空气。

（2）患者出现空气栓塞后，应迅速通知医生进行处理，置患者于左侧卧位和头低足高位，此卧位可使空气栓子浮向右心室顶部，避免堵塞肺动脉入口，使空气随着心脏的搏动化作泡沫，分次小剂量进入肺动脉。

（3）给予高流量氧气吸入，密切观察病情变化。

# 第二十章 冷、热敷疗法操作并发症

# Complication of Foment and Cold Compress

## 一、局部冻伤

1. 发生原因

(1) 冰袋温度过低，持续用冷时间过长，血管长时间收缩，导致局部营养、生理功能及细胞代谢均发生障碍，严重者可发生组织坏死。

(2) 末梢循环不良者，低温时加重血液循环障碍，导致局部组织缺血缺氧而发生变性坏死。多见于偏瘫患者、老年人、婴幼儿、昏迷等感觉迟钝的患者。

2. 临床表现

冻伤的局部组织皮肤颜色发生改变，表现为苍白、青紫，伴水肿，感觉麻木。严重者局部皮肤颜色变黑，僵硬，甚至发生组织坏死。

3. 预防及处理

(1) 冰袋温度不能过低；压力不宜太大，以免阻碍血液循环。

(2) 用冷时间不能过长，用冷过程中加强巡视，注意观察冰袋有无漏水，皮肤颜色有无改变，如有皮肤苍白、感觉麻木等改变，需停止冷敷，以防发生局部冻伤。

(3) 末梢血管功能不良患者禁止使用冷敷。

(4) 冷敷一般选择血运丰富的部位，尽量不要选择无脂肪组织保护的部位，如：枕后、耳廓、阴囊等处。

（5）一旦发生局部冻伤，即应停止冷敷，轻者给予局部保暖复温，重者遵医嘱对症处理。

**二、烫伤**

1．发生原因

（1）局部温度过高可引起烫伤。如高温度的热水袋直接接触皮肤、热敷灯具近距离长时间照射等。

（2）末梢循环不良、感觉迟钝、老年人、婴幼儿、麻醉未清醒和昏迷患者用热易发生烫伤。

2．临床表现

热疗局部皮肤发红，严重者出现大小不等的水疱。

3．预防及处理

（1）热疗时热水袋温度不能过高，一般在60～70℃，老年人、儿童、昏迷患者、末梢循环不良者水温为50℃，热水袋外面包裹毛巾，避免直接接触皮肤；应用电烤灯时要和照射部位保持一定距离。

（2）用热过程中加强巡视，防止热水袋渗水和照射距离发生改变，仔细观察用热部位皮肤情况，如有皮肤发红，应及时处理，避免烫伤的发生。

（3）发生烫伤后，注意保护皮肤，防止皮肤脱落，局部冰敷止痛，或遵医嘱对症处理。

# 第二十一章 血标本采集法操作并发症

## Complication of Blood Sampling

### 一、晕针、晕血

1．发生原因

（1）心理因素：个别患者在接受抽血或见到血液时，由于情绪过度紧张、恐惧，反射性的引起迷走神经兴奋，血压下降，脑供血不足而发生晕厥。

（2）体质因素：在空腹或饥饿时抽血，由于患者机体正处于应急阶段，亦可通过兴奋迷走神经引起血压下降而导致脑供血不足的发生。

（3）疼痛刺激：患者对疼痛特别敏感，对疼痛的恐惧导致神经高度兴奋，反射性的引起小血管扩张，血压下降，脑供血不足，发生晕针。

2．临床表现

抽血过程中，患者往往先自述头晕眼花、心慌、恶心、四肢无力、出冷汗，随后出现面色苍白、四肢冰凉、血压下降、脉搏细速、瞬间昏倒、不省人事，一般持续 2～4 分钟后上述症状逐渐消失，患者神志恢复正常。

3．预防及处理

（1）抽血操作前向患者做好解释工作，消除患者的紧张情绪，教会患者放松技巧，特别紧张者，可让其家人在旁陪伴，给患者以心理安慰；抽血过程中设法分散患者的注意力，消除其紧张情绪。对有晕针史或已晕针的患者，抽血时可采取平卧位，以防止患者发生晕针后摔伤。

（2）熟练掌握操作技术，动作稳、准，以减少疼痛的刺激。

（3）发生晕针后让患者平卧，以增加脑部供血，指压或针灸人中、合谷穴，口服热开水或热糖水，适当保暖，数分钟后即可自行缓解。

**二、皮下出血、血肿**

1．发生原因

（1）抽完血后按压时间过短，不足5分钟；按压部位不准确，仅仅按住了皮肤上的针眼，而未按住血管上的针眼，从而造成皮下出血或血肿；患者凝血机制障碍。

（2）抽血完毕后，未及时放下衣袖，影响了静脉回流，易引起皮下出血。

（3）操作者穿刺技术不熟练，穿刺时多次回针，造成局部血管破裂，引起皮下出血或血肿。

2．临床表现

穿刺部位皮下淤血，局部肿胀，患者感觉穿刺部位疼痛。

3．预防及处理

（1）抽血完毕后在穿刺部位以指腹按压棉签不少于5分钟，凝血机制障碍者应再适当延长按压时间。

（2）如选择在贵要静脉、肘正中静脉抽血，建议让患者脱下衣袖进行操作，防止衣袖过紧引起静脉回流障碍导致皮下出血。

（3）提高操作者穿刺技术，禁忌反复回针。

（4）如果出现皮下出血，早期应冷敷，用冷使毛细血管收缩，减轻局部充血和出血，三天后再热敷，改善血液循环，加快皮下出血的吸收。

# 第二十二章 氧气吸入法操作并发症

## Complication of Oxygen Inhalation

### 一、无效吸氧

1．发生原因

（1）吸氧装置因素：氧源压力低，吸氧管道连接不紧密，吸氧管不通，吸氧浓度不能满足病情需要。

（2）患者因素：气道内分泌物过多，堵塞气道；患者躁动，导致吸氧管道脱出。

2．临床表现

吸氧后患者仍不能缓解临床缺氧的症状，表现为呼吸困难、胸闷气短、烦躁不安等。呼吸频率、节律及深浅度与吸氧前无变化。

3．预防及处理

（1）用氧前仔细检查吸氧装置是否完好，保证氧源压力正常、吸氧管道连接严密不漏气。连接患者的吸氧管妥善固定，避免脱落和易位并保持通畅。

（2）遵医嘱或根据患者病情调节氧流量，吸氧过程中加强巡视，观察用氧效果。

（3）及时清除呼吸道分泌物，保持气道通畅，避免分泌物结痂堵塞吸氧管。

（4）一旦发现无效吸氧，立即查明原因，采取相应处理措施，尽快恢复有效氧气供给。

## 二、气道粘膜干燥

1. 发生原因

(1) 病室内干燥，氧气湿化瓶内湿化液不足，吸入的氧气不能充分湿化。

(2) 过度通气或吸氧流量过大，氧浓度大于60%。

2. 临床表现

出现呼吸道刺激症状：刺激性干咳，痰液粘稠，不易咳出，口咽干燥不适，部分患者有鼻出血或痰中带血。

3. 预防及处理

(1) 保持室内适宜的温湿度，及时补充湿化瓶内的蒸馏水，保证吸入的氧气受到充分湿化。

(2) 根据病情调节氧流量，吸氧浓度一般控制在45%以下。

(3) 过度通气的患者要多补充水分，张口呼吸的患者可用湿纱布覆盖口腔，定时更换。

(4) 对于气道粘膜干燥者，可给与超声雾化吸入。

## 三、氧中毒

1. 发生原因

长时间吸入高浓度或高气压氧可造成氧中毒。正常人持续吸入60%～80%的氧24小时以上，或吸入100%的纯氧6小时即可出现氧中毒症状。

2. 临床表现

氧中毒时主要表现在肺部的变化，中毒的程度取决于吸入气的氧分压及吸入时间，一般情况下连续吸纯氧6小时后，患者即可出现胸骨后灼热感、咳嗽、恶心呕吐、烦躁不安、面色苍白等；吸氧超过24小时后，肺活量可减少；吸纯氧1～4天后可出现进行性呼吸困难，个别患者可出现视力或精神障碍。胸部X线可见两侧呈对称性弥漫分布散在的小斑片、浸润阴影。

3．预防及处理

（1）严格掌握给氧指征，选择恰当的给氧方式。

（2）严格控制吸氧浓度和时间，根据病情变化及时调整氧流量，尽量避免长时间、高流量给氧。

（3）给氧过程中加强巡视，认真观察氧疗效果；向患者宣传用氧安全，告诫患者切勿自行调节氧流量。

**四、腹胀**

1．发生原因

通过鼻导管给氧时，插管过深，氧气误进入食管。

2．临床表现

吸氧后患者缺氧症状未得到改善，却迅速出现上腹部不适、腹胀、胸式呼吸渐弱、呼吸表浅急促、口唇青紫、脉搏细速等临床表现，严重者可危及生命。

3．预防及处理

（1）选择合适的给氧途径，正确掌握鼻导管给氧的方式方法，插管前应仔细测量插入深度，以防插入过深，鼻导管误入食管。

（2）吸氧过程中加强巡视，仔细观察用氧效果，如缺氧症状不缓解却发生急性腹胀，应考虑到发生上述并发症的可能，及时进行胃肠减压和肛管排气。

**五、肺组织损伤**

1．发生原因

瞬间大流量、高气压氧冲入肺内，造成肺组织损伤。多见于未调节好给氧流量即连接鼻导管进行吸氧，或吸氧过程中不断开鼻导管即调节氧流量。

2．临床表现

患者突发呛咳、咳嗽、严重者可造成气胸。

3．预防及处理

在给患者吸氧时，一定先调节好氧流量再把吸氧管和患者的鼻导管连接起来，吸氧过程中如需改变氧流量，也务必把吸氧管和患者的鼻导管断开再进行调节。

# 第二十三章 雾化吸入技术操作并发症

## Complication of Aerosol Inhalation

### 一、呼吸困难

1．发生原因

（1）气道内粘稠的分泌物遇水膨胀，堵塞气管或支气管引起呼吸困难。

（2）长时间雾化治疗使机体处于慢性缺氧状态，呼吸肌易疲劳，同时雾化吸入又需要患者做深慢吸气和快速呼气，加重了呼吸肌的负担；另外，长时间雾化引起的气道湿化过度或支气管痉挛也可引发呼吸困难。

（3）雾化吸入水分过多，引发急性肺水肿可导致呼吸困难的发生。

（4）药物过敏或药物刺激可引发支气管痉挛导致呼吸困难。

2．临床表现

雾化吸入过程中患者突发呼吸困难、胸闷、憋气、口唇发绀、不能平卧、伴烦躁、大汗。

3．预防及处理

（1）及时清除呼吸道分泌物，保持气道通畅。

（2）根据病情调整雾化吸入的时间，避免长时间持续雾化，雾化过程中应持续吸氧，防止血氧分压降低。

（3）雾化时选择合适的体位，一般取半坐卧位，以增加肺活量，改善肺功能。

（4）严重阻塞性肺气肿、哮喘持续状态的患者做雾化吸入时应严格控制雾化量和时间。

## 二、缺氧及二氧化碳潴留

1．发生原因

（1）超声雾化时吸入的气体中氧含量低，长时间雾化可导致缺氧；雾化液的刺激引起气管支气管痉挛，也可导致缺氧的发生。

（2）大量雾滴短时间内冲入气道，使气道阻力增加，呼吸末气道内呈正压，二氧化碳排出受阻，造成缺氧和二氧化碳潴留。

（3）慢性阻塞性肺气肿的患者通气及换气功能障碍时，大量超声雾化不仅影响正常的氧气进入，也不利于二氧化碳的排出，加重了缺氧和二氧化碳潴留。

2．临床表现

雾化吸入过程中患者主诉胸闷、气短、呼吸困难等不适，表现为呼吸急促、浅快、口唇粘膜发绀、心率加快，血气结果显示氧分压下降和二氧化碳分压升高。

3．预防及处理

（1）超声雾化时保证氧供应，最好使用氧气雾化吸入装置；雾化液的温度以接近体温为宜，防止吸入低温气体引起呼吸道痉挛。

（2）婴幼儿的喉及气管组织尚未发育成熟，呼吸道的缓冲作用相对较小，对其进行雾化时雾量要小，最好使用面罩。

## 三、哮喘发作加重

1．发生原因

患者对雾化药物过敏可引起哮喘发作；原有哮喘的患者

吸入低温气体后诱发支气管痉挛也可导致哮喘发作；哮喘持续状态的患者做超声雾化时，因雾化气体氧含量低，缺氧而诱发病情加重。

2．临床表现

雾化吸入过程中或停止雾化的短时间内，患者出现哮喘发作，或原有哮喘程度加重，表现为喘息、呼吸困难等。

3．预防及处理

（1）哮喘患者根据病情调节雾化量的大小和雾化时间的长短，避免长时间大气量雾化；雾化液的温度尽量接近体温，以降低低温气体对气道的刺激，以免引发气道痉挛。

（2）发生哮喘后应立即停止雾化，给予氧气吸入，采取合适体位，保持气道通畅。缺氧严重者，行气管插管，实施人工通气治疗。

# 第二十四章　吸痰技术操作并发症

## Complication of Sputum Suction

### 一、低氧血症

1．发生原因

（1）吸痰操作用时过长，长时间中断氧气供应，操作前未将吸氧浓度提高，均可引起缺氧或低氧血症。

（2）吸痰时刺激咽喉部引起患者剧烈咳嗽，使呼吸频率下降，引起缺氧。

（3）吸痰时负压过高，肺内富氧气体被吸出，取而代之的是氧浓度较低的空气，导致吸入氧浓度降低，引起低氧血症。

2．临床表现

根据缺氧程度不同，其临床表现也有差别。轻者表现为呼吸、脉搏加快，血压升高，严重者出现发绀，意识障碍，血压下降，心跳减弱，甚至呼吸心跳停止。

3．预防及处理

（1）每次吸痰时间不可过长，一般不超过 15 秒；两次吸痰应间隔 1～2 分钟，吸痰前、后应吸入纯氧或高流量氧 1～2 分钟。

（2）吸痰时如患者有剧烈咳嗽，应暂停吸痰，避免再次刺激，待咳嗽结束后再继续吸痰。

（3）选择合适粗细的吸痰管，根据患者情况调整好负压，吸痰过程中密切观察患者心率、心律、动脉血压和血氧饱和度的变化。

(4) 发生低氧血症者，立即加大氧流量或给予面罩加压吸氧，迅速纠正缺氧状态，必要时进行机械通气治疗。

**二、呼吸道粘膜损伤**

1. 发生原因

(1) 吸痰时操作不当，如动作粗暴、反复插管、吸引时间过长、负压过大等均可导致粘膜损伤。

(2) 吸痰管质量差，质地僵硬、粗糙也易导致呼吸道粘膜损伤。

(3) 患者烦躁不安，插管吸痰时不配合；呼吸道粘膜有炎性水肿或炎性渗出，粘膜相对脆弱，吸痰时均易引起粘膜损伤。

2. 临床表现

呼吸道粘膜损伤后患者感觉胸骨后疼痛，痰中带血，出血量根据损伤程度不同而不同，纤维支气管镜下可见受损处粘膜糜烂、充血水肿，渗血和出血。

3. 预防及处理

(1) 进行吸痰操作时动作要轻柔，不要用力过猛，禁止反复提插吸痰管，每次吸痰时间不可过长，一般不超过 15 秒；负压要适宜，禁止带负压插管。

(2) 选择型号适宜，质地优良的吸痰管。

(3) 对于烦躁不安、不合作的患者，吸痰前给镇静剂，可防止误伤呼吸道粘膜。

**三、气道痉挛**

1. 发生原因

多见于有支气管哮喘史的患者，吸痰时插管刺激引起气道痉挛。

2．临床表现

吸痰过程中或吸痰操作后患者突发呼吸困难，伴喘鸣、咳嗽。

3．预防及处理

对于气道高敏感的患者，吸痰前气道内滴入少量 1% 利多卡因，可防止气道发生痉挛，也可给予组胺拮抗剂预防。气道痉挛发作时，应暂停气道吸引，给 $\beta_2$ 受体兴奋剂吸入。

# 第二十五章 洗胃技术操作并发症

## Complication of Gastric Lavage

### 一、咽喉、食管粘膜损伤、水肿

1．发生原因

胃管质地差，僵硬；操作者动作粗暴，插管过程不顺利，反复多次插管；患者不配合，躁动不安，上述原因均可导致咽喉、食管粘膜损伤、水肿。

2．临床表现

口腔内可见血性分泌物，洗胃后患者主诉咽部疼痛，吞咽困难。

3．预防及处理

(1) 选择质地优良的洗胃管，插管时以润滑油润滑，减轻对食管的刺激。

(2) 操作者严格按照操作程序插管，动作轻柔，合理、正确使用开口器。

(3) 插管前向患者做好解释工作，尽量取得其配合。

(4) 咽部粘膜损伤者，可给予消炎药物雾化吸入；食管粘膜损伤者可给予制酸剂及胃粘膜保护剂。

### 二、吸入性肺炎

1．发生原因

多见于昏迷患者，洗胃过程中洗胃液或呕吐物误吸入呼吸道；拔除胃管时未捏紧胃管末端，使胃管内液体流入气管导致吸入性肺炎。

2．临床表现

洗胃或拔管过程中有呛咳，洗胃后肺部有炎性改变，出现咳嗽、咳痰、胸痛及体温升高等症状。

3．预防及处理

（1）昏迷患者洗胃时采取左侧卧位，头稍低并偏向一侧，防止发生误吸。带有气管插管的患者，洗胃前给气囊内充气，可避免胃液吸入呼吸道。

（2）洗胃过程中应保持灌入液量与抽出液量平衡，防止反射性呕吐引起误吸。

（3）发生误吸后应立即停止洗胃，取头低右侧卧位，吸出气道内误吸液，保持有效通气。

（4）一旦发生吸入性肺炎，即遵医嘱给予抗生素治疗。

**三、急性胃扩张**

1．发生原因

（1）洗胃过程中，灌入液量大于排出液量，大量洗胃液留滞在胃内，导致急性胃扩张。

（2）洗胃过程中未及时添加洗胃液，使空气进入胃内，造成急性胃扩张。

2．临床表现

腹部膨隆，呕吐反射消失，腹胀难忍。

3．预防及处理

（1）洗胃时严格记录灌入量和流出量，遇有流出不畅时应及时查找原因，防止洗胃液滞留引起胃扩张。如为餐后中毒，最好催吐后再进行洗胃，以防食物阻塞胃管。昏迷患者洗胃时给小剂量灌洗更为安全可靠。

（2）洗胃前备好足量洗胃液，及时添加，以防洗胃液不足导致空气进入胃内。

（3）洗胃过程中严密观察病情变化，包括神志、瞳孔、呼吸及上腹部是否膨隆等。

（4）对于已发生急性胃扩张的患者，协助其取半坐卧位，将头偏向一侧，查找原因对症处理，尽快吸出胃内容物。

**四、上消化道出血**

1．发生原因

（1）插管创伤引起。

（2）有食管静脉曲张或食管炎等原发病变。

（3）烦躁、不合作者，强行插管引起食管胃粘膜出血。

（4）剧烈呕吐造成食管粘膜撕裂，引起大出血。

（5）洗胃时负压过大，造成胃粘膜破损和脱落而引起胃出血。

2．临床表现

洗出液呈淡红色，出血量大时可见洗胃液中混有大量鲜血，患者主诉胃部不适、疼痛，严重者可出现脉搏细速、四肢冰凉、血压下降等失血性休克的表现。

3．预防及处理

（1）插洗胃管时动作要轻柔、快捷，尽量减轻对食管粘膜的机械刺激。

（2）插管前向患者做好解释工作，取得患者的合作，减轻因患者躁动引起的创伤。

（3）洗胃时负压适度，对昏迷、年老体弱或小儿患者，应选用小胃管、小剂量、低负压抽吸，洗胃过程中密切观察洗出液的颜色和量，一旦发现胃出血即应停止洗胃，查找原因并对症处理。

（4）大量出血者应及时输血，迅速补充血容量。

## 五、胃穿孔

1．发生原因

（1）多见于误食强酸、强碱等腐蚀性毒物而洗胃者。

（2）患者有消化道溃疡、食管静脉曲张等原发洗胃禁忌证者。

（3）洗胃时灌入液量与流出液量不平衡，短时间内导致急性胃扩张，胃壁过度膨胀，易造成穿孔破裂。

（4）医务人员操作不慎，大量气体被吸入胃内导致胃穿孔破裂。

2．临床表现

洗胃过程中患者突发剧烈腹痛，查体可见患者面色苍白、脉搏细速、腹肌紧张、肝浊音界及肠鸣音消失，腹部平片可发现膈下游离气体。

3．预防及处理

（1）严格掌握洗胃适应证，强酸、强碱引起的中毒禁止洗胃；对近期有活动性消化道溃疡、食管静脉曲张的患者，应慎重洗胃。

（2）洗胃时严密观察患者的反应，严格记录出入液量，准确调整洗胃机负压，避免医源性伤害。

（3）一旦发现胃穿孔立即行手术治疗。

# 第二十六章　静脉置管技术操作并发症

# Complication of Intravenous Catheterization

## 一、血肿

1．发生原因

（1）操作者技术不熟练，定位或穿刺方法不正确，短时间内在一个穿刺点重复多次穿刺造成血管壁破裂，形成血肿。

（2）穿刺时用力过大，针头穿破血管壁，导致血液外漏，形成血肿。

（3）血管弹性差、脆性大，或凝血机制功能障碍者，在穿刺和拔管过程中易形成血肿。

（4）误穿动脉而又未恰当止血。

2．临床表现

穿刺部位隆起，如血肿位置表浅则皮肤可呈青紫色，一般不会引起大出血。

3．预防及处理

（1）操作者要有娴熟的穿刺技术，熟悉穿刺部位的解剖特点，准确定位，防止盲目乱穿出现血肿；禁止在一个穿刺点反复穿刺。

（2）严格掌握置管适应证，对于凝血机制障碍、血管条件不好的患者慎重穿刺并延长止血按压时间。

（3）穿刺针进入血管后，根据回血情况确认所进入血管是静脉血管后，方可置入扩张器，防止扩张器置入动脉引发血肿形成。置管过程中如导引钢丝放置不顺利，应慢慢旋转穿刺针，调整体位和进针方向后再轻轻插入，切勿硬性插入，防止血管损伤，形成血肿。

（4）对于形成的血肿，视其大小选择处理方法，小的血肿无需处理，大的血肿早期可用冷敷促进止血，48 小时后再热敷以促进淤血吸收。

**二、感染**

1．发生原因

（1）置管过程中未严格执行无菌技术操作，或所用物品未能保持严格无菌。

（2）穿刺部位被汗液、尿液、粪便污染，换药不及时；所连接的输液器具更换不及时。

（3）年老体弱、婴幼儿、放化疗患者、器官移植、应用免疫抑制剂等身体抵抗力低下的患者，置管后易发生感染。

（4）长期置管。

2．临床表现

感染轻者只表现为局部的红、肿、热、痛等炎症反应，重者可有全身表现：头痛、寒颤、高热、白细胞计数升高、核左移等，血细菌培养可呈阳性反应。

3．预防及处理

（1）严格执行无菌技术操作原则，穿刺时认真消毒穿刺部位皮肤，所用物品一定保持无菌并在使用期限之内。

（2）保持穿刺部位清洁干燥，按时换药，定时更换输液器具。

（3）对于抵抗力低的患者，可给予丙种球蛋白、氨基酸等营养液，以提高机体抵抗力。

（4）尽量避免长期置管，一般情况下一个部位置管最长不超过10天。

（5）置管患者出现体温升高，如找不到解释发热的其他原因，应首先考虑置管感染，此时应拔出导管并剪下导管尖端进行细菌培养和药物敏感试验，同时给予抗感染治疗。

三、空气栓塞

1．发生原因

（1）所连接的输液器内未排尽气体或输液器密闭不全；输液过程中输液管脱落或加压输液时无人看守导致气体进入；输液结束封管时未用肝素帽塞住针头，致使气体进入体内。

（2）当患者处于低血容量状态时，穿刺前又未取头低位，穿刺进入静脉后一旦注射器脱落与大气相通时，随着心脏的舒张而将空气吸入心脏。

2．临床表现

临床表现的轻重程度与进入空气的量和进入速度有关，轻者可无临床症状；进入空气量大者可感到胸部异常不适，随即发生呼吸困难和严重发绀，心前区听诊可闻及响亮持续的水泡声；进入空气量特别大者，可由于大量空气栓子阻塞肺动脉入口，使血液不能进入肺内，气体交换发生障碍，引起机体严重缺氧而立即死亡。

3．预防及处理

（1）医护人员加强工作责任心，输液前或输液过程中加强巡视，防止空气进入，加压输液应有人看守，管道连接处要紧密连接。

（2）置管前要摆好体位，颈静脉穿刺时头部低20°，并在呼气状态时插管。

（3）进入少量空气不致引起严重后果，空气在右心房随血液压入肺内，并分散到肺小动脉内，最后经毛细血管吸收，损害较小。大量气体进入后立即让患者取左侧头低足高位，使空气栓子浮向右心室的尖部，避开肺动脉入口，随着心脏收缩，将空气混合成泡沫，分次少量进入肺动脉，逐渐被吸收。

（4）患者如有缺氧症状可给予高流量氧气吸入，严重者应用表面张力活化剂。

**四、导管堵塞**

1．发生原因

（1）输注脂肪乳等大分子溶液后未用生理盐水冲管，药液沉积于管壁造成管腔堵塞。

（2）输液结束后未按规定用肝素封管或封管方法错误，导致回血在管腔内形成血凝块而堵塞管腔。

（3）利用留置针抽血，抽后未注入肝素盐水，致使留置针被血凝块堵塞。

2．临床表现

管腔不通，液体输注不畅，用注射器抽吸有明显负压，部分可见外露导管上附有凝固血迹。

3．预防及处理

（1）输注脂肪乳等大分子溶液后及时用生理盐水冲管。

（2）掌握正确的封管方法并按时封管。

（3）尽量不用深静脉导管抽血，如确实需要，抽后需用生理盐水冲洗导管，并以肝素盐水封管。

（4）遇见导管堵塞，可接注射器抽吸，将堵塞物抽出，切不可加压推注，以免形成血栓。如抽吸无效，则应拔管，更换位置后重新穿刺置管。